改善结核病诊疗与控制
实施性研究重点

Priorities in Operational Research to Improve
Tuberculosis Care and Control

主译　朱叶飞　南京医科大学第二附属医[院]

　　　彭　红　江苏省疾病预防控制中心

译者　霍　翔　江苏省疾病预防控制中心

　　　黄昊頔　江苏省疾病预防控制中心

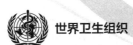

世界卫生组织　　　　　　　　人民卫生出版社

Priorities in operational research to improve tuberculosis care and control 英文版由世界卫生组织 2011 年出版。
© 世界卫生组织 2011

世界卫生组织授予人民卫生出版社翻译和出版本书中文版的权利,中文版由人民卫生出版社全权负责。如英文版和中文版有不一致的地方,以英文版本为准。
《改善结核病诊疗与控制——实施性研究重点》
© 世界卫生组织 2017

图书在版编目（CIP）数据

改善结核病诊疗与控制：实施性研究重点 / 世界卫生组织主编；朱叶飞，彭红主译 .—北京：人民卫生出版社，2016
ISBN 978-7-117-23916-5

Ⅰ.①改… Ⅱ.①世…②朱…③彭… Ⅲ.①结构病 – 诊疗 Ⅳ.①R52

中国版本图书馆 CIP 数据核字（2017）第 008523 号

| 人卫智网 | www.ipmph.com | 医学教育、学术、考试、健康，购书智慧智能综合服务平台 |
| 人卫官网 | www.pmph.com | 人卫官方资讯发布平台 |

改善结核病诊疗与控制
实施性研究重点

主　　译：朱叶飞　彭　红
出版发行：人民卫生出版社（中继线 010-59780011）
地　　址：北京市朝阳区潘家园南里 19 号
邮　　编：100021
E - mail：pmph @ pmph.com
购书热线：010-59787592　010-59787584　010-65264830
印　　刷：中国农业出版社印刷厂
经　　销：新华书店
开　　本：787×1092　1/32　印张：7.5
字　　数：168 千字
版　　次：2017 年 4 月第 1 版　2017 年 4 月第 1 版第 1 次印刷
标准书号：ISBN 978-7-117-23916-5/R · 23917
定　　价：38.00 元
打击盗版举报电话：010-59787491　E-mail：WQ @ pmph.com
（凡属印装质量问题请与本社市场营销中心联系退换）

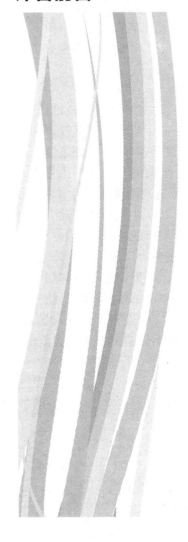

译者前言

世界卫生组织（World Health Organization，WHO）2014年结核病报告中指出，全球2013年估计有结核病新发病例900万人，其中中国约有90万~100万人。新发病例中3.5%（95% CI：2.2%~4.7%）为耐多药结核（multiple drug-resistant TB，MDR-TB），复治病例中则高达20.5%（95% CI：13.6%~27.5%）。而中国对应的比例分别为5.7%和26%。可见，结核病是全球更是中国重要的卫生问题。

2008年下半年，国家将"艾滋病、病毒性肝炎和结核病等重大传染病防治"列为科技重大专项之一。译者有幸参与了"江苏省防治艾滋病、病毒性肝炎和结核病等重大传染病规模化现场流行病学和干预研究"课题的组织申报，对结核病及其防治产生了浓厚的兴趣。在随后的实施中，对这一古老疾病的理解逐渐加深。2010年，获江苏省卫生交流支撑计划资助赴美国约翰·霍普金斯大学布隆伯格公共卫生学院研修结核病的耐药机理。2011年,在约翰·霍普金斯大学 Robert Gilman 教授的资助下赴其在秘鲁卡耶塔诺-埃雷迪亚大学的实验室系统学习结核病系列诊断技术,同年赴加拿大麦吉尔大学参加结核病诊断研究高级研讨班和国际防痨协会在越南举办的结核病高级培训班学习。

　　然而,对其理解是一回事,要将相关的内容转变为行之有效的防治策略,则大有学问,也就是本文所讲的实施性研究,即通过研究探讨结核病防治的各个环节中影响其效果的因素,并采取干预措施,找到解决问题的途径、方法和策略。本书确定了结核病防治五个需优先考虑的方面,并列出每个方面在社区、国家、区域乃至全球层面提高结核病防治水平所必须解决的关键问题。此外,针对每个问题,还提供了适宜的研究设计框架和解决问题的方案以及加以验证所需的方法,对结核病的防治策略制订具有重要的指导意义,可供不同层面结核病防治人员提供参考。甫一接触,即萌生了将其翻译成中文的想法。幸运的是,我们办公室的彭红老师既是结核病防治项目的管理者和实施者,更重要的是其英语专业背景,使我们的译文在专业术语表达上更加精准,在行文上更显流畅。此外,参与本书翻译的霍翔,其专业是流行病学与卫生统计学,并曾在日本东北大学微生物学专业学习;黄昊頔则在英国卡迪夫大学获得公共卫生管理(MPH)硕士学位。他们的加入使得翻译又增色不少。

　　需要说明的是,本书与王黎霞等主编的《中国结核病实施性研究手册》(高等教育出版社,2009年)并不矛盾,后者侧重研究的方法和设计,两者完全可以相互补充。

　　本书能顺利翻译完成,要感谢传染病防治科技重大专项（No.2013ZX10004905）、江苏省临床医学科技专项（No.BL2014081）、江苏省科教兴卫工程（No.ZX201109 和RC2011085）和江苏省重大新发传染病综合防控科技示范工程（No.BE2015714）的资助。

鉴于本书是译者首次尝试翻译，难免有诸多疏漏之处，恳请读者批评指正。

朱叶飞
2016 年 12 月 22 日于南京

序(一)

　　过去的 20 年里,全球结核病防治取得了显著的成效。据估计,约有 4100 万患者成功接受了治疗,600 万人的生命得到了挽救。然而,要惠及所有需要结核病救治的患者,仍面临诸多严峻的挑战。每年约有多达 400 万患者得不到有效救治,他们的病情没有任何记录,有 40 万耐多药结核病患者没有得到正确的诊断和治疗。

　　实施性研究旨在制订干预措施并最终改进决策、优化卫生体系的运行,以提供更有效的服务,对于那些需要结核病救治但现有卫生体系尚不能覆盖的人是至关重要的。它能为改善现有的防治策略、引进新的技术手段和新的合作伙伴提供证据支持。基于此,遏制结核病合作伙伴组织(Stop TB Partnership)在《2011—2015 年遏制结核病全球计划》(Global Plan to Stop TB 2011—2015)里新增了关于实施性研究的内容。

　　2010 年,遏制结核病合作伙伴组织、世界卫生组织结核病控制司(World Health Organization Stop TB Department)和抗击艾滋病、结核病和疟疾全球基金(Global Fund to Fight AIDS,Tuberculosis and Malaria)联合召开实施性研究专家委员会和研讨会,随后还在全球广泛征求意见,其目的是确定那些因理论滞后而阻碍结核病控制活动有效实施的突出方面。上述活动的成果构成了本书的基础。

　　我们确定了五个优先考虑的方面,并列出每个方面在社区、国家、区域乃至全球层面提高结核病诊疗与控制水平所必须解决的关键问题。此外，针对每个问题，我们还提供了适宜的研究设计框架和解决问题的方案以及加以验证所需的方法。

随着本书的推广，我们希望鼓励结核病高负担国家的结核病防治规划和研究机构能组织开展实施性研究项目，以利于消除结核病对该国民众的影响。所有的利益相关方，包括民间团体和相关社区都应参与到实施性研究计划的拟定。我们更希望国际性出资方能更好地理解实施性研究的价值，从而加强开展相关研究的资金支持。

惠及所有需要结核病救治的患者是遏制结核病合作伙伴组织的主要目标之一，实现这一目标有多种渠道，但其最终的目的都是一致的。实施性研究工作者现在需要开辟这些渠道。本书由遏制结核病合作伙伴组织研究运动推动出版，将为开辟这些渠道提供合适的工具。

Lucica Ditiu 博士
遏制结核病合作伙伴组织
执行秘书
日内瓦

序(二)

作为遏制结核病战略的重点,应大力支持和推动相关研究。尽管最近数十年全球结核病控制取得了引人瞩目的进展,但仍存诸多挑战。如今必须加快同这一古老疾病斗争的步伐。显而易见,我们需要新的、更好的工具来预防、诊断、治疗和管理结核病及其相关并发症。不仅如此,我们还需要持续不断地寻求创新的办法以确保每一个需要的人都能有均等的机会获得服务。这些办法尚需根据当地的结核病流行病学状况和卫生体系的实际情况加以修改和调整。

如果没有细致地规划和调整,大部分创新将无法转化为适合当地的行之有效的措施。除了常规监测,精心策划并开展的实施性研究是评估一个国家和地区结核病流行状况和卫生体系的实际情况以及当地相关干预措施的不同实施形式所必需的。然而,作为基础研究转变为有效措施的重要环节,实施性研究过程中有诸多障碍。每个国家和国家结核病防治规划开展实施性研究的能力有限,常常没有一个具有战略眼光的研究计划。因此,就需要有一个关于需要解决哪些问题、如何解决和如何提高实施性研究能力的指南。

开展更好、更有针对性的实施性研究并确保对在当地取得的经验加以认真评价,不仅有助于在当地的实施,同时更有助于制订全球策略。多年的实践告诉我们,全球解决方案往往来自地方上的创新。地方上的实践经验是制订全球策略所必需的,比如结核病和艾滋病防治联合行动、所有的卫生保健提供者参与、耐药结核病的管理、社区参与和目前采用的新的结核病和耐多药结核病的快速检测技术等。我们向某些国家学习，国家与国家之间亦可相互学习。如此反复不断，关于有效性、成本—效益、可行性、意外后果、支付能力和实施各种技术手段对卫生系统的需求等方面的知识均可通过高质量的实施性研究获得。

  然而，只有当实施性研究的优先考虑次序、规划和具体实施的良好体系形成时，所有这些方能实现。我们清楚许多验证新技术、新方法和学习地方成功经验的机遇因为缺少战略性思维白白被错过了。这本书将有助于国家结核病防治规划、研究人员和其他有关方面发现实施性研究的关键问题、开展必要的规划和加强能力建设并筹集所需的资源。通过该书的推广和使用，我们期望全球结核病研究行动能得到进一步加强并最终优化为以证据为基础的全球策略和地方实践。

Mario Raviglione 博士
世界卫生组织
结核病控制司主任
日内瓦

序(三)

过去 20 年里,通过全球努力,结核病诊疗与控制取得了很大进展,发病率和死亡率不断下降。国内外资金投入的大幅提高是取得这些成绩的重要保证。然而,要达到有关结核病千年发展目标、解决日益严重的结核分枝杆菌/艾滋病毒双重感染、耐多药结核病和广泛耐药结核病问题,需不断地保持和提高这一良好势头。

2011 年对于结核病控制来讲是一个关键的年头,距我们迈向千年发展目标尚余最后五年。新的《2012—2016 年全球基金战略》强调要显著扩大结核病控制覆盖面,把投资的战略重点放在那些真正需要的地方,大幅提升控制和治疗耐多药结核病领域的比例。

全球基金致力于提高结核病防治水平的实施性研究以扩大其投资的影响。在这一方面,鼓励各国把不低于总预算10% 的资金用于监测和评价防治体系加强、数据管理、实施性研究、以及防治规划及其效果评价。

《改善结核病诊疗与控制——实施性研究重点》的出版对于建立有效实施结核病规划的证据基础可谓非常及时。它提供了实施性研究几个重点方面清晰的路线图,可以帮助各国在相应的方面提高结核病控制工作能力。文中所列实施性研究涉及的重点方面在遏制结核病合作伙伴组织《2011—2015遏制结核病全球计划》中也有相应陈述。

由全球基金资助,遏制结核病合作伙伴组织研究运动牵头将咨询过程筛选出五个重点方面,因为这些方面知识的缺乏阻碍了结核病控制有效地落实。服务的可及性、筛查和诊断耐多药结核病患者；建立所有参与者之间可持续的协作关系；艾滋病病毒（HIV）感染者（以下简称 HIV 感染者）中结核病的预防和治疗；敏感和耐药结核病获得治疗和提供治疗的最佳途径；实施性研究能力建设。已有许多能显著改善结核病控制的新方法出现。推广使用新的干预措施、诊断工具和技术都需要通过实施性研究提供证据。

  本书是国家结核病防治规划的主要资料的重要补充，以解决阻碍结核病预防、检测和治疗实施的技术和结构上面临的挑战。该书的出版将极大地促进实施性研究的稳步开展，有助于明确主要挑战并找到解决方案。

Rifat Atun 教授

抗击艾滋病、结核病和疟疾全球基金

策略、效果和评价组主任

遏制结核病合作伙伴组织协调委员会主席

概　述

过去 15 年里,全球结核病控制的努力收效显著,通过实施世界卫生组织(WHO)《1995—2008 年遏制结核病战略》,据估计治愈了 3600 万结核病患者并拯救了 600 万人的生命。然而,尽管取得了这些重要的成就,结核病造成的负担仍旧持续上升。如要按期实现消除结核病的目标[1],现有的防控工作急需大幅加强。因此,一方面全球结核病控制需要新的、高效的、适宜普及的诊断方法、药物和疫苗的支持,另一方面必须克服各种阻碍结核病最佳发现、治疗和预防的技术和结构性挑战。实施性研究的作用是确保顺畅并广泛采用控制工具,消除结核病控制的障碍,有助于找到对结核病患者发现和治愈率有深刻影响的解决方案,并提高结核病诊疗服务的效果。

实施性研究正日益成为全球结核控制的一个必要的组成部分。广义上讲,它涵盖从开展因地制宜的研究以提高结核病防治规划绩效到国际政策导向研究,包括提高结核病控制绩效的新干预手段的现场评价。在国家层面,一个有利于开展实施性研究的环境对于获得结核病控制最佳绩效非常重要,管理人员应当很清楚研究机构、大学和非政府组织相互协作提高研究能力建设的益处。在全球层面,指导政策的制订更加需要有力的证据支持(包括系统诠述和 GRADE[1] 评价体系的应用),全球策略的改变也常常依赖实施性研究项目的

---

[1]　参见:评估、开发和评价体系推荐分级标准工作组:Grading of Recommendations Assessment,Development and Evaluation(GRADE)Working Group:http://www.gradeworkinggroup.org

开展。

新的资金项目越来越集中投入到如何提高现有控制技术的使用（比如提高患者发现和简化治疗督导等）和在不同的卫生体系和流行病学状况下引进新技术手段的效果评价。在这种情况下，遏制结核病伙伴关系结核病研究运动和抗击艾滋病、结核病和疟疾全球基金在 2010 年联合发起一系列活动，以寻求促进合理的结核病控制实施性研究的方法。包括组织召开一次专家委员会和一个讲习班并广泛征集各方意见。旨在满足不断增长的、优化的、合理的结核病控制实施性研究需要，并确定那些因证据缺乏而导致现有的新技术以及新服务提供模式未能得到有效实施的关键方面。

通过上述系列活动的开展，最终确定了由于认知不足阻碍结核病控制活动正确实施的五个主要方面，包括：

1. 服务的可及性、筛查和诊断结核病患者；

2. 建立所有结核病防治服务提供者之间可持续的协作关系；

3. HIV 感染者中结核病的预防及艾滋病和结核病联合治疗；

4. 获得和提供敏感及耐药结核病治疗；

5. 实施性研究能力建设。

针对每一个方面，又分别提出在国家和全球层面改进结核病诊疗与控制工作需要解决的关键和突出问题。

本书旨在帮助那些想开展结核病相关的实施性研究的国家结核病防治规划管理人员、咨询人员和研究工作者寻找解决问题的合适方法，为向包括全球基金在内的出资者申请实施性研究的课题资助做准备。

本书的第一部分，对上述 5 个方面进行综述以明确优先解决的问题和理论依据。

第二部分(附录),在广泛叙述用于实施性研究的主要研究设计之后,用统一的框架简要描述用于建议开展研究的方法:

- 目的
- 设计提纲
- 研究环境/目标人群
- 方法:研究对象招募(入组标准)和干预措施(合适的)
- 预计研究终点
- 分析
- 样本量计算指导(估算受试者人数)
- 预计研究时间段/时间节点
- 合适的研究规模
- 估计预算范围

下面列出开展实施性研究五个优先方面的关键问题。

1. 提高结核病服务的可及性、筛查和诊断能力

在许多结核病流行国家,结核病的诊断仍主要依靠直接痰涂片方法,而耐药结核病诊断基于复杂的技术基础,需要高端的生物安全实验室和经过专门培训的工作人员。新的工具不断出现,2007 年以来,WHO 已经批准使用 10 种以上新的结核病诊断工具(技术或方法),如加以推广,定能显著提高结核病控制水平。2010 年,WHO 认可一种新的能快速同时检测结核和利福平耐药(the Xpert MTB/RIF 系统)的全自动实时核酸扩增技术(NAAT),有望迅速提高活动性结核和耐多药结核诊断能力。通常情况下,缺少足够的证据确定现有的和最新研发的诊断方法在某个特定的环境下是否能发挥最好的作用。至于哪种新的诊断工具或工具组合可以在特定的流

行病学状况／卫生体系实施或者适用于不同的高危人群、卫生服务应该提供到何种水平也没有现成的指南可供相关国家参考。为了更好地指导扩大诊断规模和应对当前结核病诊断中的突出问题，应从收集多个国家经验的实施性研究开始，包括：

ⅰ．如何提高结核病诊断的可及性？

ⅱ．如何改进患者和高危人群筛查？

ⅲ．如何使用引进的新工具提高服务水平？

ⅳ．如何改进结核病患者主动发现？

ⅴ．如何运用新的诊断工具建立可及、有效和高效率的诊断服务？

2. 建立所有结核病诊疗与控制服务提供者之间可持续的协作关系

在许多国家，很大部分的结核病疑似病例和患者（包括贫困的和弱势人群）到国家结核病防治规划体系之外的公立或私立医疗机构寻求服务。有证据表明，许多体系之外的机构对结核病的诊断和治疗不当。到各种各样的机构寻求服务妨碍了他们获得高质量的结核病服务，导致结核病诊断的延误并加重了患者的经济负担。几个在不同国家开展的公私联合项目的实践已证明吸纳体系外服务提供者进入结核病防控规划内的可行性、有效性、成本效益和可推广性。为了进一步推广成功的经验，不断优化所有参与者之间的协作，需要解决下列突出问题：

ⅰ．如何改进并推广现有的方法以吸纳所有的服务提供者？

ⅱ．如何衡量不同的服务提供者对结核病诊疗与控制的贡献？

ⅲ．如何鼓励尚未加入的服务提供者参与？

ⅳ．如何鼓励非公立部门参与耐多药结核病患者管理和结核病/艾滋病（TB/HIV）协同干预活动？

ⅴ．如何制订和评估不同服务提供者介入结核病诊疗与控制体系的改变？

ⅵ．如何鼓励引入不同服务提供者协作的监管模式？

3. 艾滋病病毒感染者（以下简称 HIV 感染者）中结核病的预防以及 TB/HIV 的联合治疗

如何在艾滋病高负担地区有效地控制结核病,需要实施 TB/HIV 协同干预措施,有赖于一个成熟的政策和规划环境,需兼顾当地的实际情况、结核病和艾滋病各自的流行状况以及决定服务供给模式的卫生系统基础设施。结核病和艾滋病服务提供者和利益攸关方之间存在服务体系上的差异,加之提供适宜而有效的干预手段在操作过程中的困难使得协作活动的实施和推广欠佳。因此重要的是如何确定措施,以使 TB/HIV 协同干预可通过有效的服务供给模式（包括以社区为基础的干预）得到更广泛地实施和推广。TB/HIV 协同干预包括 HIV 感染者中的结核病预防、结核分枝杆菌/艾滋病病毒双重感染者的联合治疗、提高感染控制和预防水平。这就需要实施性研究以优化艾滋病感染者中结核病的预防和治疗并克服筛查、诊断、治疗和预防环节的诸多障碍。特别是在高负担国家,欲提高 TB/HIV 核心小组活动,需要解决下列实施过程中突出的问题:

ⅰ．HIV 感染者中结核病诊断的障碍是什么,该如何克服？

ⅱ．启动异烟肼预防性治疗的障碍是什么？

ⅲ．最优化的 TB/HIV 联合诊断和治疗的障碍是什么？最优化的结核病和艾滋病联合管理模式是什么？

4. 药物敏感、耐多药和广泛耐药结核病的治疗:服务的获得和提供以及社区参与的最佳途径

卫生服务的可及性是结核病防治规划的基石,即必须所有确诊的结核病患者都能获得全程治疗。包括建立有效的治疗方案和贯穿从患者发现到合理的治疗结束全过程的患者管理策略。患者获得服务受限和治疗依从性差仍是全球抗击结核病的主要障碍。这在耐多药患者中显得尤为突出,因为成千上万确诊患者中只有一小部分得到规范化治疗。因此,围绕提高药物敏感结核病和耐药结核病患者的治疗可及性、确保给患者提供适宜的支持以使其保持良好的依从性并克服治疗不良反应,并考虑需要联合治疗(抗病毒治疗、糖尿病等)时的特殊需求等方面开展实施性研究就显得尤为迫切。下列是优化药物敏感和耐药结核病治疗需要解决的突出问题:

i. 用一线药物治疗患者的病例报告与实际差距和不足之处是什么?

ii. 如何弥补这些不足并提高药物敏感结核病患者的管理水平?

iii. 在患者个人和国家结核病防治规划层面上,耐药结核病发生的驱动因素是什么?

iv. 在国家结核病防治规划内,整合并推广耐药结核病管理的潜在策略是什么?

v. 如何强化公私机构合作以治疗药物敏感和耐药结核病?

vi. 如何提高分散式和充分整合的结核病和抗病毒治疗的可及性?

5. 实施性研究能力建设

尽管国际上对实施性研究有浓厚的兴趣,但在结核病高负担的落后地区,相关的研究开展很少或鲜有报道。一旦相关的研究项目立项,首先需要考虑的方面是在国家层面建设并维持必要的开展实施性研究的能力。国家结核病防治规划可能缺少必要的专业知识、基础设施、人员、资金、政策周期和(或)专业氛围,以及项目规划人员和研究人员之间联系不够紧密。该方面需要解决的主要问题是:

ⅰ. 实施性卫生研究能力的现存模式是什么?

ⅱ. 现有培训模式有什么效果?比如产品、产出和成果?

ⅲ. 如何在国家层面确保可持续的实施性研究能力?

本书的第二部分有针对上述五个方面需要解决的每一个问题相应的研究方法介绍,还包括实施性研究主要方法概述、统计学方法和一些名词术语的定义。

遏制结核病合作伙伴组织、WHO 结核病控制司和抗击艾滋病、结核病和疟疾全球基金共同致力于促进实施性研究的开展,将其视为提高结核病控制水平、制订关于实施结核病防治新手段适宜策略的一个主要途径。就这一点而言,《改善结核病诊疗与控制——实施性研究重点》一书填补了结核病实施性研究重点方面的信息空白,可用于课题申请和实施参考。

缩略词表

ACF	active case-finding	患者主动发现
ART	antiretroviral therapy	抗病毒治疗
CAB	community advisory board	社区咨询委员会
CBPR	community-based participatory research	社区为基础的参与式研究
CDC	Centers for Disease Control（US）	美国疾病预防控制中心
CDR	case detection rate	患者发现率
CI	confidence interval	可信区间
DFID	Department for International Development（United Kingdom）	（英国）国际发展部
DR-TB	drug-resistant TB	耐药结核病
DS-TB	drug-sensitive TB	药物敏感结核病
DST	drug susceptibility testing	药物敏感试验
FBO	faith-based organization	信仰型组织
Global Fund	Global Fund to Fight AIDS, Tuberculosis and Malaria	抗击艾滋病、结核病、疟疾全球基金
GIS	geographical information systems	地理信息系统
GLC	Green Light Committee	绿灯委员会
HIV	human immunodeficiency virus	人类免疫缺陷病毒，或艾滋病病毒

縮略词表

IAF	Impact Assessment Framework	效果评估框架
IC	infection control	感染控制
ICC	intra-cluster correlation	群内相关
IDU	injection drug users	注射吸毒者
IGRA	interferon gamma release assay	γ-干扰素释放试验
IPT	isoniazid preventive therapy	异烟肼预防性治疗
JATA	Japan Anti-Tuberculosis Association	日本防痨协会
KNCV	Royal Dutch TB Association	荷兰皇家防痨协会
LED	light-emitting diode	发光二极管
LPA	line probe assays	线性探针技术
LTBI	latent TB infection	结核病潜伏感染
MDG	Millennium Development Goals	千年发展目标
MDR-TB	multidrug-resistant TB	耐多药结核病
MODS	microscopic-observation drug susceptibility	显微镜观察药敏检测技术
MSF	Médecins sans Frontières	无国界医生组织
MSM	men who have sex with men	男男性行为者
M/XDR-TB	multi/extensively drug-resistant TB	耐多药/广泛耐药结核病
NAAT	nucleic acid amplification technology	核酸扩增技术
NGO	nongovernmental organization	非政府组织
NORAD	Norwegian Agency for Technical Cooperation and Development	挪威技术开发合作署
NSA	national situation assessment	国家现况评估

NTCP	national TB control programme	国家结核病防治规划
PAL	Practical Approach to Lung Health	肺部健康实用方法
PCR	polymerase chain reaction	聚合酶链式反应
PEPFAR	(United States) President's Emergency Plan for AIDS Relief	(美国)总统防治艾滋病紧急救援计划
PLHIV	people living with HIV	艾滋病病毒(HIV)感染者和艾滋病人
PPM	public-private mix	公立-私立合作机构
PRCT	pragmatic randomized controlled trials	实用性随机对照试验
RCT	randomized controlled trial	随机对照试验
SS+	sputum smear-positive	痰涂片阳性
STAG-TB	Strategic and Technical Advisory Group for TB (WHO)	世界卫生组织结核病防治策略和技术咨询小组
TAG	Treatment Action Group	治疗行动小组
TB	tuberculosis	结核病
TST	tuberculin skin test	结核菌素皮肤试验
USAID	United States Agency for International Development	美国国际开发署
WHO	World Health Organization	世界卫生组织
XDR-TB	extensively drug- resistant TB	广泛耐药结核病

目　录

第一章　简介

结核病相关实施性研究的合理框架

全球结核病防治在过去 15 年里取得了显著成就。据估计，世界卫生组织（WHO）遏制结核病战略（1995—2008）的实施治愈了 4100 万结核病患者，挽救了 600 万患者的生命[1]。全球涂阳结核病患者发现率从 15% 跃升至 61%，治疗成功率从 77% 上升至 87%，正朝着千年发展目标中确定的降低结核病发病率目标迈进。然而，尽管取得了这些重要成就，结核病负担仍持续上升，要想达到消除结核病的目标（每百万人口每年结核病患病人数不超过 1 例），仍需要加倍的努力。2004 年以来，全球结核病估算发病率一直在下降，以目前每年低于 1% 的下降速度，仍不足以达到至 2050 年消除结核病的目标。同时，结核病患者的绝对数量持续上升，2009 年，全球估计有 9400 万例[1]。已报道的数据表明国家结核病防治规划绩效仍存在巨大差距，估计有包括 160 万涂阳患者（39% 的新发病例）在内的 370 万结核病患者没有通过以 DOTS 为基础的防治体系报告。在估算的 44 万耐多药患者中，仅有 3 万患者（7%）确诊，而得到合理治疗的患者则寥寥无几；在估算的 110 万 TB/HIV 双重感染的患者中，只有 14 万（12.7%）患者得到了抗病毒治疗[1]。

全球的结核病防控需要高效和易获取的诊断方法、药物和疫苗的支持。然而，仍有诸多技术上和结构上的挑战阻碍结核病的正确诊断、合理治疗和预防。这些障碍只有通过开展大量的实施性研究，以明确对患者发现率和治疗率有显著效果的解决方案以及提高结核病医疗服务的可及性和有效性方能克服。

　　促进相关的研究是遏制结核病战略的一个重要组成部分,包括基于防治规划的实施性研究和引进新的防治手段到实际工作中[2](框图1)。越来越多的人认识到基于防治规划的实施性研究的重要性,最近,实施性研究被确定为全球行动中迫切需要的一个主要方面[3,4]。广义上讲,实施性研究涵盖面宽,从立足当地具体情况研究如何提高结核病规划绩效到国际政策导向研究,包括提高结核病控制水平新的干预措施的评估[4]。实施性研究最合适的类型和规模很大程度上取决于要解决何种类型的问题、医疗服务的类型和层面及预期研究结果的普遍适用性[4](图1)。在国家层面,结核病防治规划需要与多方合作开展以具体情况为基础的实施性研究项目,以解决地方和地区问题、找到合理的解决方案[5]。在全球层面,指导决策越来越多地需要强大的证据基础(包括系统性综述和GRADE[1]评价)。满足这些不同层面的需求、缩小结核病控制的差距、改变全球结核病控制策略都需要多中心实施性研究[4]。

　　发展实施性研究能力、合理地分配资源并鼓励各方协作,需要一个广泛的基础和协调一致的努力[6]。在国家结核病防治规划内开展实施性研究往往受到缺乏专业知识、基础设施、人员和经费的限制。研究也有可能受限于决策周期的性质或缺乏研究所需的关键绩效质询机制。投入资金用于能力建设,包括承担实施性研究持续的培训以及结果的解释并付诸行动,对于改善医疗提供的服务、了解防治规划不起作用的方面和原因以及指导新方法和策略的优化实施都尤为重要[7]。一个有利于开展实施性研究的环境是全面充分发挥结核病规划

1　参见:评估、开发和评价体系推荐分级标准工作组:Grading of Recommendations Assessment,Development and Evaluation(GRADE)Working Group:http://www.gradeworkinggroup.org

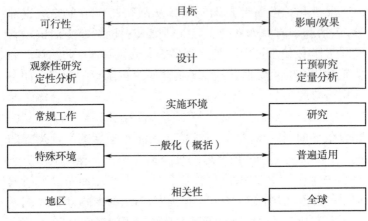

图 1 结核病实施性研究的范围

潜力的关键。结核病防治规划管理人员应该清楚和政府研究机构、地方高等院校和非政府组织合作进行实施性研究能力建设的益处。最后,也是重要的一点,开展有效的实施性研究有赖于高效的督导和评价体系,可收集常规的可靠数据来分析体系运行的状况和应对潜在的问题。

足够的资金投入是开展高质量实施性研究的关键,唯有如此,方能给决策者们提供所需的结果[8]。治疗行动小组(TAG)的数据显示,2008 年(通过 70 余家组织报告)用于结核病研究和开发的 5.1 亿美元中只有 3400 万(6.8%)用于实施性研究,与用于工具和开发研究(如诊断技术、治疗和疫苗)相比少得可怜。然而,随着实施性研究越来越被重视,已有一些新立项的基金项目用于提高现有的技术利用(如提高病例发现和简化治疗督导等)、评价在不同卫生体系和流行病学状况下引进新的手段效果。这些项目中,美国总统防治艾滋病紧急救援计划(PEPFAR)越来越致力于结核病和艾滋病高发地区将两者的干预活动整合在一起。最近,该计划的第二阶段启动并明确鼓励将研究的重点放在把研究过程中的证据转化为实践以提高服务供给和效果[9]。同样值得注意的是,威康信托基金会(Wellcome Trust)也在非洲启动了加强实施性研究能力的项目[10]。

抗击艾滋病、结核病和疟疾全球基金是国际最大的结核病控制活动赞助方,占结核病规划外部投入的60%。全球基金已明确宣布用于督导、评价和实施性研究经费应达到国家预算的10%。包含实施性研究经费的比例已从第一到第五轮的19%上升到第七轮时的58%,可见实施性研究在结核病防治规划中的重要性。然而,由于各地开展实施性研究能力有限或者缺少国家层面的和开展适宜研究相关合作方的协调机制,这部分资金有时没能得到合理使用[11]。因此,迫切需要理清实施性研究需要优先考虑的方面,以帮助出资方把资金投入到最需要的地方。

在此基础上,遏制结核病合作伙伴组织研究运动和全球基金在2010年2月发起了系列活动以明确改善并合理化结核病控制实施性研究的方法。系列活动包括系统性综述、专家咨询会和研讨会并广泛征集各方的意见。目的是满足不断增长的结核病防控实施性研究改善和合理化需求,明确那些因缺乏证据导致现有的和新的技术手段,以及新的服务提供模式不能正确实施的关键环节。最终,明确了5个因认知差距阻碍结核病控制活动正确实施的关键方面:

ⅰ.服务的可及性、筛查和诊断药物敏感和耐多药/广泛耐药结核病;

ⅱ.建立结核病诊疗与控制各方可持续的协作关系;

ⅲ.预防和治疗HIV感染者中的结核病;

ⅳ.治疗和复治药物敏感和耐多药／广泛耐药结核病服务的最佳获得和提供方式；

ⅴ.实施性研究能力建设。

针对这 5 个方面，又提出在国家和全球层面改善结核病防治、实现 2015 年遏制结核病全球计划制定的目标所存在的关键问题。

本书是该专题的上乘之作，目的在于帮助有关国家开展实施性研究并向出资方申请开展相关研究经费的支持。针对上述 5 个方面，又逐一列举出每个方面需要优先解决的问题和相应的基本原则，同时还有开展实施性研究的合适方法和框架。本书的目的在于帮助那些想开展实施性研究的规划管理人员、项目顾问和研究人员，以在国家、地区和全球层面提高结核病防治水平。我们清楚在不同的国家、不同的流行病学状况、不同的卫生体系下开展实施性研究需要优先解决的问题也不一样。我们不是为每一个可能的研究问题提供"一刀切"的方法，而是提供一个破解问题的"工具箱"，用来解决那些被视作对提高防治规划绩效、优化患者治疗、采用新的结核病防治技术等特别关键的实施性问题。

框图 1　WHO 控制结核病策略的 6 个组成部分

---

1. 追求高质量的DOTS扩展和提升

● 可靠的政府承诺，有足够的、持续的资金投入

● 确保通过有质量保证的细菌学方法早期发现和诊断病例

● 提供有督导和患者支持的标准化治疗

● 确保有效的药物供应和管理

● 绩效及其影响的监督和评价

---

2. 解决结核分枝杆菌/艾滋病毒双重感染、耐多药结核病以及贫困和易感人群的需求

- 扩大结核病 / 艾滋病协同防治活动的规模
- 扩大预防和管理耐多药结核病的规模
- 解决结核病密切接触者以及贫困和易感人群的需求

3. 为加强以初级卫生保健为基础的卫生体系建设作贡献

- 帮助改进卫生政策、人力资源开发、筹资(财务管理?)、供应、服务提供和信息系统
- 加强在卫生服务场所、其他聚集性场所和家庭中的感染控制
- 升级实验室网络并实施《肺部健康实用措施》
- 采纳其他领域和部门的成功做法,对健康问题的社会决定因素采取促进行动

4. 吸纳所有的卫生服务提供者

- 通过公私机构合作鼓励吸收公共、自愿、公司和私营服务提供者的参与
- 推动《结核病关怀国际标准》的使用

5. 通过合作关系动员结核病患者和社区的力量

- 倡导、沟通和社会动员
- 鼓励社区参与结核病治疗、预防和健康促进
- 促进使用《结核病治疗患者宪章》

6. 促进科学研究

- 开展基于规划的实施性研究
- 倡导并参与研发新的诊断试剂、药物和疫苗

参考文献

1. Global tuberculosis control: WHO report 2010. Geneva, World Health Organization, 2010 (WHO/HTM/TB/2010.7; also available at: http://www.who.int/tb/publications/2010/en/index.html).

2. Raviglione MC and Uplekar MW. WHO's new Stop TB Strategy. *The Lancet*, 2006; 367: 952-5.

3. Marais BJ et al. Scale-up of services and research priorities for diagnosis, management and control of tuberculosis: a call to action. *The Lancet*, 2010, (Published Online) May 19, 2010, DOI: 10.1016/S0140-6736(10)60554-5.

4. Lienhardt C and Cobelens F. Operational research for improved TB control: the scope, the needs and the way forward. *International Journal of Tuberculosis and Lung Disease*, 2011; 15 (1): 6-13.

5. Harries A.D. Integration of operational research into National Tuberculosis Control Programmes. *Tuberculosis*, 2003; 83: 143-147.

6. Zachariah R et al. Operational research in low-income countries: what, why, and how? *Lancet Infectious Diseases*, 2009; 9: 711-17.

7. Laserson K et al. Capacity building for international tuberculosis control through operations research training. *International Journal of Tuberculosis and Lung Disease*, 2005. 9 (2): 145-150.

8. *Tuberculosis research and development: a critical analysis*. New York, Treatment Action Group, 2009.

9. *Public health evaluation concept submission guidance*. Washington DC, Office of the Global AIDS Coordinator/US State Department, 2010. (http://www.pepfar.gov/documents/organization/142846. pdf, accessed 2 January 2011).

10. Whitworth J et al. Strengthening capacity for health research in Africa. *The Lancet*, 2008; 372: 1590-93.

11. Xueref S. Operations research in the Global Fund: status and way ahead, in collaboration with partners. Presentation at the 5th International AIDS Society Conference on HIV Pathogenesis, Treatment and Prevention. Cape Town, South Africa, 2009.

第二章　本书写作过程

本书经过以下5个连续阶段的工作得以最终定稿

1. 专家组会议

2010年2月22日,在瑞士日内瓦召开了专家组会议,认真研究结核病实施性研究合理化问题以及解决结核病规划(包括TB/HIV双重感染和耐多药结核病控制)中新型技术和服务设计应用转化为实施上的差距。会议期间,参会人员遴选出因为缺少证据而影响新型技术和服务模式实施的关键方面,并探讨了如何开展实施性研究,可为决策提供最充分的信息,并期待在各级层面改善结核病防治。会议的成果之一是建议举办一个研讨会简要介绍改善和合理开展结核病研究,明确研究的优先方面以更好地实施现有的和新型的技术。与会者列出以下5个值得重点关注的具体方面:

(1)发现、筛查和诊断药物敏感和耐多药/广泛耐药结核病;

(2)建立结核病防控各方可持续的协作关系;

(3)预防和治疗艾滋病感染者中(以下简称HIV感染者)的结核病;

(4)治疗和复治药物敏感和耐多药/广泛耐药结核病服务的最佳获得和提供方式;

(5)实施性研究能力建设。

为了准备即将到来的研讨会,每个方面都有1~2名相关专家进行深入的综述,再由2名讨论者补充背景文献资料以鼓励讨论。

2. 系统性综述

第二步是对过去10年里开展的与下列主题相关的实施性研究项目进行系统地综述:(i)涂阴结核病临床诊断标

准;(ⅱ)在结核病患者密切接触者和 HIV 感染者中采用异烟肼预防性治疗;(ⅲ)提供二线药物治疗耐多药结核病。系统性综述重点关注这些干预措施相关研究的有效性(和效能相比)、服务提供、成本效益,着重阐述研究的目的、设计、研究的具体环境和规模。发现只有极少数研究已经完成并发表其结果,而且都高度集中于有限的地域和流行病学环境。极少用对比设计。这说明实施性研究要能为决策提供信息还有很大差距,需要在地区和全球层面采取协调一致的行动。

3. 研讨会

2010 年 5 月 10~11 日,在瑞士日内瓦举办了一个研讨会,大批科技工作者、公共卫生专家、国家结核病规划管理人员、临床医生、非政府组织和社区代表聚集一堂。研讨会的目的是解决结核病防治现有和创新的技术在转化为实施中的困难,确定改善结核病防治(包括现有结核病防治技术的改进和采用新的技术手段和服务提供模式)实施性研究需要优先考虑的方面。

对专家组会议中确定的几个方面进行了深入地探讨。与会者讨论了需要何种研究以克服存在的差距(研究什么?)、方法(如何开展研究?)、研究的目标人群(研究谁?)以及是否应在当地、国家、多国/国际层面开展(研究地点?)。讨论的结果由记录员汇总并经所有与会者讨论,最终确定关键的研究领域以及在 5 个方面需要优先解决的问题。

4. 广泛征求各方意见

为了征集关于提出问题的评论和建议,研讨会报告广泛散发给遏制结核病合作伙伴组织[1]的各个工作组。评论和建

---

[1] 包括 DOTS 拓展工作组及其下属小组,包括儿童结核病、结核病和贫穷、新技术方法引进、公立-私立联合小组;结核病/艾滋病工作组;全球实验室倡议;耐多药结核病工作组;新诊断方法工作组;新药物工作组;新疫苗工作组)

议被收录到研讨会报告中,为本书的编写做准备。

5. 制订具体方法

针对上述需优先考虑的各个方面,制订具体的研究方法和设计供国家结核病规划及其研究伙伴参考。对每一个方面,本书根据下面的框架提供了备用的研究方法的概要。

- 研究目的
- 设计要点
- 环境 / 研究人群
- 研究方法:受试者招募(入组标准)、干预手段(适宜的)
- 预计研究终点
- 分析
- 样本量计算指导(估算受试者人数)
- 预计时间 / 时间表
- 适合的规模
- 经费预算范围

附录Ⅰ为实施性研究主要课题设计的概述。附录Ⅱ为所建议的研究方法和设计的具体细节。另外,附录Ⅱ每一部分的结尾提供了各种设计的总结、相应的预算需求以及估计的时间表。

6. 实施性研究课题的范畴

从实用的角度讲,开展结核病实施性研究项目的三个主要目的[1]是提高结核病规划的绩效和产出、评估结核病防治新的策略和干预措施的可行性、效益或效果以及针对具体干预措施的指导决策提供数据支持(图1)。

第一个目的旨在评估结核病防治规划存在哪些不足并找到可以通过技术和管理干预加以改进的原因。在这种情况下,研究的问题是结合当地实际情况的,得出的结果也是适用于具体环境的[1-3]。结核病规划和(或)受托开展研究的人员是演员和主角,使用者则是医疗服务的提供者和(或)结核病防治规划管理人员。研究的规模可能局限在当地,也可能以全国为范围。尽管普遍适用性有限,技术问题可能和其他高负担国家或实际情况有关,但结果的发表有助于分享成功的案例。基于对当地收集的监测资料或规划相关的数据进行回顾和总结[4],或根据研究地区社会、性别、文化和经济等方面以适宜的方法进行定性研究的清晰成果[5-7],可以明确现有规划执行中存在的困难和面临的挑战,并进一步提出研究问题。问题也可以针对确定具体的危险因素或所选变量的因果关系。这些可以检验那些用来提高当地结核病防治绩效有针对性的干预措施,比如增加病例发现的方法[8,9]、提高治疗依从性[10]或鼓励与私营医疗部门合作[11]。其他学科,如卫生经济学对研究的开展也很有帮助[12]。

　　第二个目的包括研究新的干预措施,如使用新的有效、高效率的手段(诊断方法、治疗和疫苗),提高结核病防治[13],也可以评估新的标准或方法组合或新的服务提供途径[14]。一旦一个新的干预措施通过试验或有效性研究证明其功效[获得管理机构批准和(或)国际组织如 WHO 认可],就需要开展实施性研究评估其效果、可接受性、可行性和支付能力以及在常规条件下应用对卫生体系的影响[15-17],以决定在何种环境和条件下干预措施才能有效地实施。结核病规划和(或)受托开展研究的人员、非政府组织是演员和主角,可以在评价和引入新的方法至现有的卫生体系中起主要作用。使用者则包括开展研究国家的决策者、医疗服务的提供者和(或)结核病防治规划管理人员,也可以是具有相似的流行病学状况和卫生体系的国家相关人员。研究的规模从国家到地区乃至全球。

因此,研究最好在几个国家或不同的条件下开展,其报告最好是结核病防治规划管理人员和决策者可以利用的研究结果,并对试验的实施策略根据当地实际情况进行调整[1]。

至于第三个目的是开展实施性研究为全球决策提供信息支持。新的干预措施的最初评价是在受控的条件下(如临床和实验室等)进行的,需要有在实际和常规条件下的研究结果的补充[18],以检验新干预措施在人群中运用的最大可能性以及对患者治疗结果(如减少治疗的延误、提高治愈率、返回工作岗位、降低复发和耐药的风险)和卫生服务组织架构的影响[12]。相关的演员和主角主要为与结核病规划合作的研究者们。使用者则是国家和国际决策者。研究在地区或全球范围内开展。由于得出适用于不同地区的普遍性结论至关重要,研究地点的选择就由当地的流行状况和卫生体系架构方面的代表性以及当地开展实施性研究产出高质量数据的能力所决定。尽管许多研究是在国家结核病防治规划框架内开展的,仍需具备其他研究能力,如实验室、临床和数据管理等。因需要安全、有效、有示范性的研究结果,必须采用严格的方法,并且应包括四期临床试验、群体随机试验、成本效益研究和效果评价研究[19-22]。通过在不同的国家采用类似的研究方案,研究数据可以汇总到数据库供所有国家分析。

参考文献

1. Lienhardt C and Cobelens F. Operational research for improved TB control:the scope,the needs and the way forward *International Journal of Tuberculosis and Lung Disease*,2011;15(1):6-13.

2. Harries AD. Integration of operational research into National Tuberculosis Control Programmes. *Tuberculosis*,2003;83:143-147.

3. Zachariah R et al. Operational research in low-income countries: what, why, and how? *Lancet Infectious Diseases*, 2009; 9: 711-17.

4. Nunn P et al. The research agenda for improving health policy, systems performance, and service delivery for tuberculosis control: a WHO perspective. *Bulletin of the World Health Organization*, 2002; 80 (6): 471-476.

5. Ogden JA. Improving Tuberculosis Control: Social Science Inputs. *Transactions of the Royal Society of Tropical Medicine and Hygiene*, 2000; 94: 135-140.

6. Harper M et al. Identifying the determinants of tuberculosis control in resource-poor countries: insights from a qualitative study in The Gambia. *Transactions of the Royal Society of Tropical Medicine and Hygiene*, 2003; 97: 506-10.

7. Noyes J and Popay J. Directly-observed therapy and tuberculosis: how can a systematic review of qualitative research contribute to improving services? A qualitative meta-synthesis. *Journal of Advanced Nursing*, 2007; 57 (3), 227-243.

8. Ramsay A et al. Front-loading sputum microscopy services: an opportunity to optimise smear-based case detection of tuberculosis in high prevalence countries. *Journal of Tropical Medicine*, 2009; 398767. Epub 2009, Mar 15.

9. Miller AC et al. Controlled trial of active tuberculosis case finding in a Brazilian favela. *International Journal of Tuberculosis and Lung Disease*, 2010; 14 (6): 720-726.

10. Hane F et al. Identifying barriers to effective tuberculosis control in Senegal: an anthropological approach. *International Journal of Tuberculosis and Lung Disease*, 2007; 11 (5): 539-43.

11. Uplekar M. Involving private health-care providers in delivery of TB case: global strategy. *Tuberculosis*, 2003; 83 (1-3): 156-64.

12. Vassall A et al. Reforming tuberculosis control in Ukraine: results of pilot projects and implications for the national scale-up of DOTS. *Health Policy Planning*, 2009 Jan; 24 (1): 55-62.

13. Pai M, Minion J, Steingart K and Ramsay A. New and improved tuberculosis diagnostics: evidence, policy, practice, and impact. *Current Opinion in Pulmonary Medicine*, 2010; 16 (3): 271-84.

14. Ramsay A et al. New policies, New technologies: Modeling the potential for improved smear microscopy services in Malawi. *PLoS One*, 2009 Nov 10; 4 (11): e7760.

15. Sanders D, Haines A. Implementation research is needed to achieve international health goals. *PLoS Med*, 2006; 3: e186.

16. Ramsay A, Steingart KR and Pai M. Assessing the impact of new diagnostics on TB control. *International Journal of Tuberculosis and Lung Disease*, 2010; 14 (12): 1506-7.

17. Mann G et al. Beyond accuracy: creating a comprehensive evidence base for tuberculosis tools. *International Journal of Tuberculosis and Lung Disease*, 2010; 14 (12): 1518-1524.

18. Victora CG, Habicht JP and Bryce J. Evidence-based public health: moving beyond randomized trials. *American Journal of Public Health*, 2004; 94: 400-405.

19. Godfrey-Faussett P. District-randomized phased implementation: strengthening the evidence base for cotrimoxazole for HIV-positive tuberculosis patients. *AIDS*, 2003; 17 (7): 1079-1081.

20. van Cleeff MRA et al. The role and performance of chest X-ray for the diagnosis of tuberculosis: a cost-effectiveness analysis in Nairobi,

Kenya. *BioMed Central Infectious Diseases*. 2005;5:111.

21. Grosskurth H et al. Impact of improved treatment of sexually transmitted diseases on HIV infection in rural Tanzania:randomised controlled trial. *The Lancet*,1995;346(8974):530-6.

22. Thiam S et al. Improving adherence to tuberculosis treatment in a resource-poor setting:A Cluster Randomised Controlled Trial. *Journal of the American Medical Association*,2007;297(4):380-6.

第三章　结核病诊疗与控制实施性研究的重点

1. 提高结核病服务的可及性、筛查及诊断

许多结核病流行国家仍严重依赖直接痰涂片镜检技术进行结核病的诊断,这也是在参比实验室层面以下最常用最简单的检测方法。然而,用这种方法目前只能发现约 60% 的传染性结核病例,加之一部分活动性结核病患者(即在实验室登记本上至少有一次痰涂片阳性)不索取检验报告,因而他们也就得不到合适的治疗[1]。此外,在全球每年估计的 50 万耐多药患者中,只有极少一部分得到及时的发现和治疗。从诊断学方面来讲,主要是由于患者难以获得相应的服务。耐药结核病诊断服务建立在复杂的技术之上,需要先进的生物安全实验室和训练有素的工作人员,因此很难在国家参比实验室以外的地方获得。同时,把标本从边远地区运输至参比实验室也是一个问题,导致结核病诊断服务没有或很难发挥作用。与此类似,直接痰涂片法在检测艾滋病感染者(以下简称 HIV 感染者)罹患结核病时灵敏度非常低,因此明确诊断 TB/HIV 双重感染需要使用复杂的技术和先进的实验室进行进一步检测[2]。特别是在基层卫生服务机构中,要确诊各种情形的结核病(包括耐药结核病和 HIV 感染者罹患的结核病),就需要新的、便捷的、廉价的诊断工具。

新的诊断工具不断涌现[3]。2007 年以来,WHO 认可了超过 10 种的新结核病诊断工具(包括技术和方法),如能科学使用这些工具,将有可能显著提高结核病防控水平。2010 年,WHO 认可了一种新的自动化实时核酸扩增技术(NAAT),可

以同时快速检测结核分枝杆菌和利福平耐药（Xpert MTB/RIF 系统），有望能显著改善活动性结核病和耐多药结核病的诊断。然而，该系统的售价和后续运行成本较高。

在最近开展的一次调查中，2007 年至 2009 年间，16 个结核病高负担国家中有一半使用了 WHO 推荐的诊断工具；这些国家结核控制规划管理人员报道了应用新工具时遇到的种种问题，但没有开展引进新工具对结核病控制影响的评估[4]。通常情况下，缺少足够的支撑数据确定现有和新研发的诊断方法在特定的环境下何种最好。在特定的流行病学和卫生体系条件下，不同的高危人群实施哪些新方法或者几种方法组合以及在什么卫生服务层面提供，也很少有指南给相关国家参考。作为起点，开展实施性研究收集多个国家的实践经验可以很好地指导诊断方法的推广和未来地区或全球策略的制订。这需要营造一个有助于围绕结核病诊断和诊断服务实施性研究的氛围，最好运用多学科方法，从细致的现况分析入手。

优化结核病诊断待解决的突出问题

ⅰ. 提高结核病诊断的可及性

在现有结核病诊断方法（痰涂片、胸部 X 线检查、痰培养和药敏试验）的基础上，影响患者和健康服务提供方关于结核病诊断方面的各种社会经济、卫生体系相关以及定性的障碍（在诊断的及时性、便利性、患者支付成本和预防患者首次治疗中断等方面）是什么？哪些干预措施（诊断下放到基层机构、下放到社区和使用流动诊所等）对于克服上述障碍最有效？诊断服务如何更能接近社区（服务下放、主动发现患者和流动工作站等）并与整个卫生体系相融合？一定要牢记所用技术的本质及其提供方式将决定患者能否获得服务。

ii. 加强疑似结核病患者和结核病高危人群的筛查

筛查哪些人、筛查什么项目、如何筛查？为此，应以结核病高危人群为主要目标，加强病例的发现，如 HIV 感染者和病人、羁押人员、易感人群、疑似耐多药患者、密切接触者、有糖尿病、吸烟、饮酒和吸毒等高风险因素的人群。确定合适的筛选标准和检测方法（如症状问卷调查、传统或数码胸部 X 线检查、发光二极管显微镜和（或）前置显微镜和（或）其他实验室工具）。同样要建立可靠的方法在各种筛查环境下排除活动性结核和异烟肼预防性治疗前的患者。比如，最近修订的 WHO 关于异烟肼预防性治疗的指南里，在缺少所有四个结核病临床症状（咳嗽、盗汗、发热和体重下降）的基础上，推荐使用简化的筛查标准，有助于确定患活动性结核可能性很低而符合异烟肼预防性治疗的 HIV 感染者[5]。这一简化的以症状为基础的筛查标准可适用于所有成年 HIV 感染者，包括孕妇、接受抗病毒治疗者和成功完成结核病治疗的人。然而，这些症状的确认或排除方法可能依具体情况而定，不同高危人群的筛查方法也应有所变化，不同筛查方法的产出也不一样。其后，需要有数据来评价新的异烟肼预防性治疗指南在当地的效果。

iii. 评估新的诊断工具在实际工作中的作用

如前所述，WHO 近来认可了改进的痰涂片镜检方法和一些商业化或非商业化方法用于结核菌培养和药敏试验（如显微镜观察药敏试验、氧化还原比色法、硝酸盐还原酶试验）和最近的 Xpert MTB/RIF 系统。如何把这些新的手段引入到卫生系统？什么是不同环境下和不同高危人群适宜的筛查和诊断标准？它们对提高药物敏感和耐药结核病的诊断和治疗会有什么作用？另外,引进一个新的工具需要投入多少人力资源(人员培训、员工和干部的数量)？需要投入多少基础设施(比如设备、实验室布局和安全设施)？推广一个新的工具预计会有哪些影响(患者节省的费用、服务提供者或卫生系统成本节约、使用新工具提高感染控制水平后对结核病传播所起的作用)？再者,结核病诊断如何与其他传染病及非传染性疾病的诊断服务整合？很显然,这些服务的提供需要有一个运行良好、互相关联又层次分明的医疗体系。实施性研究需要解决标本和患者转诊系统相关障碍以及实验室检测结果的沟通和应对运行不畅而导致的问题。

ⅳ. 主动发现患者

在不同的卫生保健层面引进最佳的诊断方法组合,提高所有结核病患者早期诊断的可及性对于缩短确诊前的患者的传播时间和改善患者的治疗转归是至关重要的。患者主动发现(ACF)可以快速提高结核病控制水平。近来,社区结核病患者主动发现策略表明能大幅度提高结核病患者发现,当常规的以机构为基础的 DOTS 策略和主动发现患者相结合时,可以快速减少未诊断的结核病患者[6]并增加确诊的结核病患者数[6-9]。然而,除 HIV 感染者中结核病筛查外,少有关于结核病高负担国家中开展主动发现患者的研究,直到最近这才成为全球策略的一部分。有必要进一步深入开展实施性研究以明确在不同结核病流行状况下如何更好地引进主动发现患者策略。

选择主动发现患者策略需以当地的未诊断结核病患者流行情况为导向。在高流行环境下(如南部非洲、拥挤的城市社区、监狱),把所有的成人当作高危人群进行普查可能比对依据单一危险因素,比如 HIV 感染、糖尿病和近期密切接触者等(尤其是在这些危险因素本身还未知的情况下)确定的人群进行筛查更合适。相反,在中、低流行区,在大部分社区普查的方法可能产出很低。

即使疑似结核病患者定义、诊断标准和以机构为基础的DOTS策略(患者主诉慢性咳嗽时行痰涂片检查)完全相同,以社区为基础的干预手段(如使用流动式体检车或临时性显微镜诊室)仍能有较高的产出和效果[6]。相反,采用强化手段(挨家挨户问询)寻找未报告的有咳嗽症状的患者可能收效不大——也许是因为不期而至会引起反感,况且并非所有未能诊断的结核病患者都有慢性咳嗽。因此如果运用得好,实施不考虑症状而进行全民普查或使用比较宽泛的症状定义检查的策略可能会获得更大的产出,但可能更具挑战性和需要大量的资源。从这方面来讲,以观察数据(例如来源于试点项目的数据)为基础比较不同的方法在某个特定环境下的成本效益研究可能会提供更多的信息。

Ⅴ.利用新的诊断工具构建可及、有效和高效率的诊断服务

贯穿上述几个方面的主要问题是:应该引进什么样的诊断方法组合,且在既定的国家结核病防治规划和医疗服务体系下,特定的组合由什么来决定其适宜性? 这些问题一日不解决,上述1到3方面的许多工作就难以集中。这就需要从广义上修改现行的临床诊断标准,制订包含现行的和新诊断方法在内的新标准,同时考虑到HIV感染者及艾滋病人罹患结核病、耐多药/广泛耐多药结核病的流行情况,以及基础设施方面的问题,比如交通和卫生系统评估。这种标准的改变对国家结核病防治规划和卫生部门的行政管理有重要意义。这方面开展工作需要首先确定由特定诊断方法组成的"最佳

服务包",能有效（果）和高效（率）地应用于某个特定的流行状况和基础设施条件,然后明确提出诊断标准,以最大可能快速、经济并准确地诊断结核病患者。

vi.评价新的诊断方法和新方案对结核病防治的影响

确定新的诊断方法（或含几种方法的诊断服务包）对结核病防治的影响,不仅需要评估诊断方法用于检测各种形式的结核病和受结核病影响的所有人群（包括结核分枝杆菌/艾滋病毒双重感染者）的灵敏度和特异度,而且需评估其对治疗转归的作用（比如治愈率和死亡率）、可及性（尤其对于贫穷和易感的疑似结核病患者）、支付能力（对于医疗体系和患者）以及所需人员和基础设施。这些数据可以通过国家层面的实施性研究进行收集,并加以核实以有助于决策某种诊断方法是否以及如何整合到现有的政策和实践中。附录Ⅲ中有关于影响评估的框架,可以指导该过程的实施[10]。

实施性研究的重点方面

应重点考虑促进实施性研究以提高可及性、诊断质量和扩大结核病诊断服务范围等方面存在的突出问题。需要从地方到全球各个层面的知识,回答不同层面的研究问题。不同的层面可能有不同的答案,但总体上讲,开展的系列研究项目有一个逻辑顺序（图2）。

1.1 现况分析

这部分由基线评估组成,研究主要是明确当地结核病诊断可及性的障碍,以便更好地运用现有的服务体系诊断在不同的人群（包括难以延伸到的人群）和特殊高危人群（疑似结核病患者、药物敏感结核病患者、复治患者、耐药结核病患者、HIV感染者、儿童、糖尿病患者和其他高危人群）中各种情形

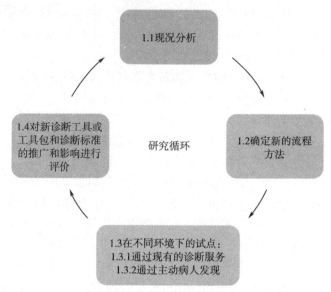

图2　提高结核病可及性、筛查和诊断的研究活动循环图

的结核病。

1.2　确定新的工作方案

这部分旨在确定最佳方案,包括修订结核病临床诊断标准,帮助界定新的诊断工具在特定环境和特定人群最有效地使用(比如,筛查或确认、入组或排除等),进而最大程度地提高其对结核病防治的作用。

这里用 Xpert MTB/RIF 系统举例说明。2010 年第三季度,WHO 召开一个专家组会议评价该系统当时的精确度和实施性研究数据并将评价结果提交给 WHO 结核病战略和技术咨询委员会(STAG-TB)。该委员会推荐认可这一新的诊断工具后,WHO 召开大规模的咨询会以告知 Xpert MTB/RIF 的启用。还制订了这一技术实施应用的路线图,包括一系列的实施性研究以验证临时的筛查和诊断标准、告知结核病病例和治疗转归定义预期的变化、并提供关于应用该方案及其所起作用的前期数据。[1] 该方案的其他研究还包括：在艾滋病高、中、低流行区，不论是否能获得传统或数字化胸部 X 线检查，制订改进涂阴患者临床诊断标准；确定在不同的环境下具体的耐多药结核病患者的危险因素谱，用来确定筛检疑似耐多药患者或确定耐多药结核病高危人群。

1.3　新的诊断工具或工具包在不同环境试点应用

1.3.1　通过现行的诊断服务（常规的医疗服务提供）

确定新的工作方案会引起质疑，如在特定国家哪些基础设施和服务提供系统适合于新的诊断方法的实施：新方法对于确诊那些未能诊断或诊断延迟的患者方面是否如预期一样好（有效性）？医疗服务人员是否愿意并能够使用新方法？新方法是否能保证所有患者都能公平获得相应服务？是否能降低诊断延迟？对患者的主要治疗转归有何影响？推广是否具有可行性和需要哪些条件？用当地相关的成本和治疗转归数据计算其成本效益如何？在特定的流行病学和经济学状况下，什么样的诊断标准可以获得最佳的成本效益？

---

[1] 推荐如下：

（1）在耐多药结核病高流行区：Xpert MTB/RIF 系统应作为耐多药结核病高危人群（比如治疗失败病例、其他复治病例、耐多药结核病人密切接触者）诊断的首选方法；

（2）在艾滋病高流行区：对于有结核病症状和体征的 HIV 感染者、病情严重的疑似结核病人（不管其艾滋病感染状况如何）和那些艾滋病感染状况未知但有严重 HIV 感染临床表现者，Xpert MTB/RIF 系统应作为其结核病诊断的首选；

（3）在其他地区：如果有该系统，对于包括 HIV 感染者或作为痰涂片筛查（在较低的卫生服务层面）或胸部 X 线筛查后的后续检验（在较高的卫生服务层面），建议 Xpert MTB/RIF 系统作为结核病诊断的首选；

WHO 最近认可的 Xpert MTB/RIF 系统是一个很好的例子,在用于以药物敏感结核病患者为主的流行病学环境下,翔实地回答了:引进该技术、快速培养或二者组合对结核病防治会有什么影响? 在耐多药结核病和艾滋病相关结核病关注度不高的情形下,胸部 X 线检查在诊断路径中起什么作用? 有多大比例新发现的患者获得了治疗服务? 在常规工作中应用组合式诊断方法的成本效益如何? 对患者治疗和管理有哪些影响? 对不同社会经济群体获取医疗服务有何影响? 上述问题的答案随环境的不同而有所不同,全球或地区专家会议可以指导相关国家确定因地制宜地临时性的诊断标准(见上述 1.2 部分)

推广 Xpert MTB/RIF 系统需要时间,而且该工具可能也并非哪里都适用。WHO 认可的其他发现结核病新患者的方法且尚未广泛实施的,可以通过如下步骤深入研究,例如:

(ⅰ)提高痰涂片镜检诊断结核病技术性能:WHO 最近认可了更为敏感的涂阳结核病定义和降低痰涂片实验室工作量(两样本涂片法),并提高痰涂片灵敏度的方法(发光二极管荧光显微镜法)。常规工作环境下,这些方法组合起来能减轻痰涂片实验室工作量并增加发现涂阳的患者数吗? 它能增加结核病报告人数和治愈患者人数吗? 两种方法的成本效益如何?

(ⅱ)提高涂阳结核病患者治疗可及性:当日痰涂片(不论有无当日报告和启动治疗或转诊)检测能减少初治结核病患者丢失吗? 可以提高治疗可及性吗? 成本效益如何? 是否有可能通过在候诊室重新组织患者以提高感染控制水平?

(ⅲ)通过涂阴患者临床诊断标准提高涂阴患者(包括 HIV 相关结核病患者)检测水平(非细菌学方法):用改进的痰

涂片法和提高患者治疗的可及性,改进后的临床诊断标准在常规条件下应用能否提高结核病患者发现数量及其治疗的可及性?

在耐多药结核病高发地区,问题就不一样了。比如,如何利用快速培养和(或)核酸扩增方法(包括线性探针技术和盒式 PCR Xpert MTB/RIF 系统)提高耐多药结核病发现能力?引进结核菌快速鉴定和快速药敏试验能增加多少确诊耐多药病例发现?有多少患者能获得并使用二线药物治疗?这种方法在常规条件下的成本效益如何?而且,所有的情形将在很大程度上取决于 HIV 相关结核病或耐药结核病的患病率、实验室检测水平和不同环境条件下有哪些基础设施(包括交通和通讯设施)可以利用。全球和区域专家组会议应给有关国家提供选择因地制宜的"最佳"干预措施服务包的指导。

1.3.2 通过主动患者发现

除了在各个医疗卫生层面引进新技术和现行诊断技术组合,还应当制订加强主动发现患者的策略以提升患者发现水平。需要解决下列实施性研究问题:

(ⅰ)疑似结核病患者定义和不同筛查标准的评价:运用不同的主动发现患者策略的投入和产出来界定筛查哪些人和如何筛查需要系统性评价。包括评价使用传统方法(即用痰涂片检测有慢性咳嗽主诉的患者)的标准、以社区为基础的干预措施,并和最有可能的替代方法(比如流动的数字 X 线检查车)相比较。评价的主要部分是成本效益和成本效用。

(ⅱ)服务提供至社区:理想的"主动发现患者"应当整合到现有的社区层面的服务内容中,而不是单独地以"垂直"干预的方式提供。然而,值得注意的是,也有运用整合的方法却产出很低的报道[11,12](见附录Ⅴ)。因此,需要建立不同的

31

服务提供模式并比较其在城市和乡村、不同的结核病负担地区应用的效果和效用。

（ⅲ）"主动发现患者"在高、中、低结核病负担的国家和社区对于结核病发病率的持续影响：在普通社区"主动发现患者"可以促进当地乃至全球结核病控制，但仍有诸多不确定因素。开展细致的实施性研究衡量"主动发现患者"策略对结核病发病率的影响需要通过其持续实施以发现在不同的环境条件下都有效（初始确诊患者数增加）。

1.4　评价新的诊断工具或工具服务包的推广对结核病控制的影响

新的诊断工具或工具服务包通过如上述 1.3 部分中概述的研究实施后，决策者需要决定是否全面推广新的策略或者对这些策略完善后再推广。这个阶段，需要系统展示通过在实施研究中应用"效果评估框架"（见附录Ⅲ）获取的数据，以促进合理决策是否及如何推广。该阶段数据的概括很重要，以便决策者们能评估其对病例发现、药物敏感结核病患者和耐药患者的治疗总体改善的潜在贡献。应用性建模有助于评估可能的投入和推广所需成本，传播性建模能提示其对结核病传播的可能影响继而对结核病流行病学的影响。将两种模型分析方法结合（如"效果评估框架"第 4 层和第 5 层建议）可以给决策者提供最终推广新技术不同的成本选择从而加快决策进程。

一旦做出决定要在全国推广新的诊断工具或服务包，则需要记录整个公共卫生和社会影响。预测可以得到检验，最终的益处和挑战会记录在案。本阶段，实施性研究应集中在审核、前后评估、督导和评价（见附录Ⅱ）。

备注：然而，需要注意的是，如果已有关于现况分析（见

1.1）和确定新工作方案（见1.2）的足够信息，以使一个国家
通过研究开展下一步实施工作（见1.3），则并非研究循环中的
所有方面都必须开展详细的研究。Xpert MTB/RIF系统就是
一个很有说服力的例子，可以很好地说明这一过程。据广泛
记载，在资源贫乏地区，结核病诊断一个主要障碍是患者需要
多次送痰标本到医疗机构做镜检。Xpert MTB/RIF系统能在
两个小时内提供送检的一份痰标本准确的结核病诊断结果。
WHO已经制订出Xpert MTB/RIF系统在不同的流行病学状
况下的适用标准（见1.2）。这个事例说明，如有关于应用这一
技术的需求（投入）以及对结核病临床和流行病学的影响（产
出）现成的数据（见1.3），特定的国家也许可以直接进入Xpert
MTB/RIF实施研究阶段。

2. 建立所有结核病防治服务提供者之间可持续的协作关系

尽管结核病防治规划得到加强,全球结核病患者发现率却一直停滞在 60% 左右。许多国家,很大一部分疑似结核病患者和患者,包括贫穷和易感人群,到国家结核病规划外的公立或私营医疗机构寻求服务[18]。这些服务提供者包括非正式和正式的、盈利和非盈利的、个体和私立医疗机构,如传统医疗师、药剂师、全科医生、私人诊所和医院、非政府组织(NGO)和信仰型组织(FBOs),企业的职工医疗机构以及公共部门的卫生服务提供者,比如普通和专科公立医院、学术机构、监狱和部队卫生服务机构。有证据表明许多规划外的医疗服务提供者对结核病诊断和治疗不规范,从五花八门的服务提供者那里寻求的服务难以使结核病防治质量得到提高,导致诊断延迟和患者经济负担增加[19]。更有甚者,估计只有 5% 的耐多药结核病患者是在结核病规划内部管理。几种公立 - 私立机构合作和公立机构合作(PPM)项目已经证明在不同国家吸纳规划外服务提供者参与结核病诊疗与控制的可行性、有效性、成本 - 效益和可推广性。某些情况下,机构之间的协作也能提高服务的可及性和公平性,减少诊断延迟和降低患者的费用。所以,WHO 建议各国开展基线和定期国家现况评估(NSA)以决定实施和推广机构间协作的需要和范围。很多国家已有效地运用开展国家现状评估的工具和机构间协作实施指南[20]。截止到 2008 年,93 笔来自全球基金的结核病相关的国家拨款中有 58 笔开展了机构间协作活动,占整个经费的约 5%。

优化所有结核病防治服务提供者之间的协作关系需要解决的突出问题

ⅰ．改善和推广现有的方法吸纳所有的服务提供方

尽管已有推行公私机构合作和公立机构间合作的项目作为范例,在全国范围内推广公私机构合作和公立机构间合作的模式和规模始终存在诸多知识空白。如何优先选择吸纳哪些服务提供方仍不清楚。需要了解更多关于推广的模式和具体的方法,比如使用激励机制、新的监管方式、采用社会营销和特许加盟。需要进一步了解服务提供者的分工以及调整方式以使得他们针对不同的服务项目形成具体适宜的组合,比如疑似结核病患者的确诊和转诊、结核病治疗支持等,还需要从更广泛的角度澄清合作在有症状患者中主动发现患者所起的作用。合作实施的有效性和可行性作为肺部健康实用措施的一部分也需要研究。需要从遵守《国际结核病医疗标准》[1]和患者的角度更多地了解实施合作后结核病诊疗与控制质量的相关问题。

ⅱ．衡量不同的服务提供方对结核病诊疗与控制所起的作用

衡量不同的服务提供方在各种结核病防治任务中所起的作用比较难,可能会增加记录和报告系统的负担。合作所起的作用需要在不同的环节加以衡量(即患者转诊、镜检、治疗、直接观察下的治疗、中断治疗的追踪),需要结合不同国家的实际情况调整。与之密切相关的,还需从国家结核病防治规

---

[1]　参见:http://www.who.int/tb/publications/2006/istc/en/index.html

划的层面了解推广合作对资源的需求,权衡合作的产出、效果和资源投入,以有助于掌控采用推广合作模式后的成本效益。

ⅲ.鼓励还没有参与的服务提供方加入

在国家和地区层面上结核病防治服务的提供存在差距。要弥补这些差距,需要决定什么样的模式适合具体的国家和地区,是否有其他的服务提供方(尚未纳入现有合作体系内)可以提供服务,并评估这些服务提供方纳入体系后的有效性。

ⅳ.鼓励非公有制机构参与耐多药结核病管理和结核病/艾滋病协同防治活动

在一些国家,大部分耐多药结核病管理目前是由非政府组织和私营医疗机构提供的。与此类似,结核病/艾滋病协同防治活动也是由不同的服务提供方在多层面协作完成的。将这些方法及其实施质量和有效性的资料汇编成册尤为重要。

ⅴ.制订和评估应对不断变化的不同服务提供方参与结核病防治的措施

随着新的诊断方法和治疗药物的获得,确保其能被所有服务提供方合理使用是非常重要的。新的诊断方法可能意味着不需要鉴别涂阳和涂阴肺结核病患者,在治疗方案和记录结果时需要做相应的改变。新的药物可能导致不同的疗程。尽管政府提供新的诊断和药物时有望能得到很好的管理,仍需要确保私营医疗服务提供方合理的使用,以避免误诊和对新药物产生耐药。

ⅵ.鼓励引进新的监管方式以协调不同的服务提供方

各国可能有很多不同的办法管理结核病防治的不同方面,包括结核病病例强制报告、认证和认可、限制服务协作方获得抗结核药物。有些国家的管理很成功,有些国家有管理但执行中存在很多问题,而有些国家则没有采取管理措施。搞清楚哪些管理起作用、哪些在不同条件下没有作用将有助于确定哪些办法适合于他们自己的实际情况、哪些是可以加以利用的有利因素、哪些是潜在的不利因素。

实施性研究优先考虑的方面

实施性研究需要优先考虑的突出问题是优化提供服务的各方之间的协作关系(图 3)。

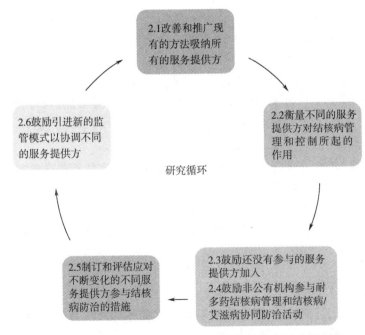

图 3 优化提供服务的各方之间协作关系的研究活动循环图

2.1　改善和推广现有的方法吸纳所有的服务提供方

研究目的是建立要推广的不同合作模式和方法的循证基础,包括结合实际地分析成功和失败的原因以及创造优质服务的需求机制。包括评估各种服务提供方和扩大投资的各种机制的有利条件和促进因素。

2.2　衡量不同的服务提供方对结核病诊疗与控制所起的作用

随着各种服务提供方(即私营的、非政府组织、宗教组织和卫生部以外的公共卫生机构等)介入结核病防治,评估它们的作用以及判断其对于改善可及性,提高病例发现和那些缺少服务的人群的影响、减少诊断延迟和防治成本方面的能力是非常重要的。这将有助于估计推广的必要性和资源需求。

2.3　鼓励还没有参与的服务提供方加入

评估吸纳各种公私联合和公立机构之间联合服务框架外的服务提供方参与的可能模式和方法是非常重要的。包括确定潜在的能提供有效和可及服务的各方并评估纳入的新服务提供方的服务模式有效性。

2.4　鼓励非公有机构参与耐多药结核病管理和结核病／艾滋病协同防治活动

研究目的是建立一个不同合作模式和方法的实证数据库,通过确定潜在的能为耐多药结核病和结核病／艾滋病管理提供有效和可及的服务各方,并评估公私联合和公立机构之间联合参与耐多药结核病和结核病／艾滋病防治模式的有效性。

2.5　制订和评估应对不断变化的不同服务提供方参与结核病诊疗与控制的措施

研究目的是确定并评估各种新措施,以确保私立机构能合理使用新的诊断方法和药物。

2.6　鼓励引进新的监管方式以协调不同服务提供方

本研究过程需要建立一个关于监管模式（比如结核病病例强制报告、认证和认可）的循证基础，包括结合实际地分析成功和失败的原因，以及制订当地适用的监管方式的可行性评估。

3. 艾滋病（HIV）感染者和艾滋病人中结核病预防和治疗

在艾滋病高负担地区要想有效地控制结核病需要通过一个健全的政策和防治规划环境实施结核病/艾滋病联合干预措施,要充分考虑当地实际情况、结核病和艾滋病的流行病学状况、以及决定服务提供模式的卫生体系基础设施。就服务提供方和利益相关各方而言,艾滋病和结核病两个服务提供体系上的差异很大,实施有效和适宜的干预措施存在困难,导致联合干预活动很难实施和推广[21]。因此,确定通过有效的服务供给模式,包括以社区为基础的干预,广泛实施和推广结核病/艾滋病联合干预活动的措施是非常重要的。

联合干预措施包括 HIV 感染者中结核病的预防、TB/HIV 双重感染的治疗和不同的卫生条件下感染控制和预防的改善[22]。对于 HIV 感染者,异烟肼预防性治疗可以降低罹患结核病的风险（相对危险度（RR）:0.64,95% CI:0.51~0.81),与结核菌素皮试阴性的患者相比（RR:0.83,95% CI:0.58~1.18),结核菌素皮试阳性的患者几乎能得到完全保护（RR:0.38,95% CI:0.25~0.57）[23]。然而,在这部分人群中,诊断结核分枝杆菌潜伏感染和排除活动性结核非常困难,尤其是在那些资源匮乏的高流行区[24]。WHO 的"三个 I"策略[22]建议 HIV 感染者和艾滋病人做结核病筛查,如果排除了结核病,就应当采取异烟肼预防性治疗。尽管如此,2008 年只有不到 1% 的人进行了该治疗[25]。HIV 感染者和艾滋病人罹患结核病后死

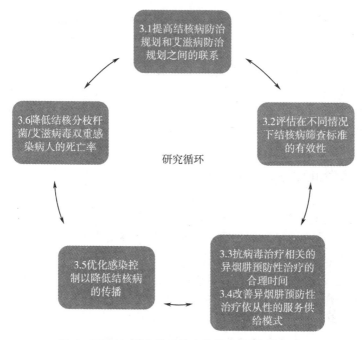

图 4　TB/HIV 联合管理的实施性研究活动循环图

亡率要明显高于 HIV 阴性患者。早期启动复方新诺明和抗病毒治疗可以降低死亡率,但把 HIV 感染者和艾滋病人罹患结核病患者的治疗与 HIV 感染者和艾滋病人管理和治疗联系在一起,面临诸多挑战。最近南非的数据显示异烟肼预防性服药和抗病毒联合治疗可以降低罹患活动性结核的风险[26]。因此,需要在高负担国家开展以优化 HIV 感染者和艾滋病人中结核病的预防和治疗并消除在筛查、诊断、治疗和预防等环节的障碍的实施性研究[27,2]。

改善TB/HIV核心防治活动的主要实施性问题

1. 结核病诊断的障碍

在罹患活动性肺结核的 HIV 感染者和艾滋病人中,除了缺少敏感、快速的诊断方法,诊断结核病存在的障碍还包括艾滋病防治服务提供方缺少为什么和如何筛查结核病患者的意识、艾滋病管理和治疗机构中结核病筛查记录、报告和督导不力、以及缺少足够的结核病诊断方法等。WHO 最近推荐使用一个简化的筛查标准以明确 HIV 感染者和艾滋病人中那些罹患活动性结核可能性较低而适于异烟肼预防性治疗的患者[5]。这个标准基于不存在四个主要的临床症状(近期咳嗽、盗汗、发热和体重减轻)而确定那些 HIV 感染者和艾滋病人中适于异烟肼预防性治疗的患者。这一简化的以症状为基础的标准应用于所有成年 HIV 感染者和艾滋病人,包括孕妇和接受抗病毒治疗者。因此可以在不同的条件下实施。这个新指南在当地实施的效果需要有数据支持。

2. 启动异烟肼预防性治疗(IPT)的障碍

尽管有大量的临床研究表明异烟肼预防性治疗 HIV 感染者和艾滋病人可以显著降低罹患结核病的风险,在接受过筛查并确定为适于异烟肼预防性治疗的 HIV 感染者和艾滋病人中启动治疗仍存在严重障碍。比如:很多结核病防治规划对于应优先给谁提供治疗仍不清楚(即是否给所有 HIV 感染者和艾滋病人中非活动性结核病患者提供治疗,或者是否应严格限制给那些有具体的结核菌素皮试结果或 $CD4^+$ 细胞数量高于或低于某个具体的阈值的患者提供治疗)。同样,最佳的服务提供模式(比如抗病毒治疗前在诊所或通过居家治疗服务;在结核病防治机构还是艾滋病防治机构中进行)、治疗的时间和跨度、治疗依从性督导的频次和类型、药物的毒性作用、结核病突破性进展、培训和激励医护人员在HIV感染者和艾滋病人中用抗病毒和复方新诺明治疗辅以异烟肼预防性治疗的方法等方面存在许多问题。

3. 适宜的 TB/HIV 联合诊断和治疗的障碍

在结核病诊所就诊的患者中已快速推广HIV检测。尽管如此，在许多情况下，特别是那些艾滋病流行相对集中或低流行区，主要的问题在于是否或怎样在结核病患者中实施有针对性而不是普遍性的HIV检测。一旦结核病患者诊断为艾滋病毒感染，应立即评估其是否需要艾滋病治疗，尤其是复方新诺明和抗病毒治疗以降低短期内的死亡率。然而，适宜的TB/HIV联合诊断和治疗模式在患者和公共卫生层面仍不明确。

实施性研究优先考虑的方面

促进艾滋病高负担地区结核病有效控制的实施性研究需要优先解决的问题如下图（图4）。

3.1　提高结核病防治规划和艾滋病防治规划之间的联系

需要解决的关键问题是：什么样的患者交叉转诊、服务的共同定位以及社区参与可以提高（ⅰ）HIV感染者和艾滋病人中结核病筛查的比例；（ⅱ）HIV感染者和艾滋病人中启动异烟肼预防性治疗的比例；（ⅲ）结核病治疗中HIV感染者和艾滋病人的生存比例？应特别注意在高度优先考虑的人群（如儿童、注射吸毒者、服刑犯人）中研究这些问题。需要开展具体的研究以确定两个病防治规划之间如何更好地联系。尤其需要解决以下的问题：

包括在社区和医疗机构层面对TB/HIV双重感染患者以

及他们的家人提供抗病毒治疗,整合并提供 TB/HIV 联合干预的最佳策略是什么?

提高结核病患者发现和早期 HIV 检测,以减少结核病和艾滋病治疗延迟并降低其传染性,社区参与的最佳模式(如有效性、可行性、可接受性和可持续性)是什么?

如何估算通过社区和通过医疗机构提供 TB/HIV 联合干预的成本效益?

在各种条件下,包括不同的结核病和艾滋病流行病学和流行状况下,什么是高危人群和特殊人群 TB/HIV 联合干预的最佳服务提供模式?

3.2　评估在不同情况下结核病筛查标准的有效性

HIV 感染者和艾滋病人到医疗机构就诊时,和现行的政策或结核病强化筛查策略(比如 HIV 感染者和艾滋病人的微生物学评价)相比,实施 WHO 推荐的结核病筛查标准能提高其接受筛查的比例、降低其在异烟肼预防性治疗期间罹患结核病、以及降低其在结核病治疗期间的死亡率吗? 需要特别注意在不同的环境下,比如艾滋病咨询和检测中心、艾滋病诊所、社区为基础的病例发现、家庭密切接触者调查中结核病筛查时该问题的研究。需重点解决以下问题:

利用现有的工具包括 WHO 为 HIV 感染的疑似结核病患者中的涂阴结核病患者筛查修订的有效标准,消除诊断延迟、加速启动结核病治疗以降低死亡率的最佳模式是什么?

在 HIV 感染的结核病患者家庭密切接触者中促进和推广 HIV 感染和结核分枝杆菌感染综合筛查的最佳策略是什么?

在艾滋病服务机构和社区层面,在不同的艾滋病流行环境下,HIV 感染者和艾滋病人中主动和强化发现结核病患者的最佳实施模式是什么?

3.3　抗病毒治疗相关的异烟肼预防性治疗的合理时间

在防治规划条件下,就适于异烟肼预防性治疗和抗病毒治疗的 HIV 感染者和艾滋病人而言,何时启动预防性治疗合适? 单独使用异烟肼预防性治疗或者联合抗病毒治疗,和单独使用抗病毒治疗相比,降低 HIV 感染者和艾滋病人罹患活动性结核的风险和死亡率,其最佳的疗程、安全性、有效性和成本效益如何?

3.4　改善异烟肼预防性治疗依从性的服务供给模式

在启动异烟肼预防性治疗的 HIV 感染者和艾滋病人中,什么模式的药物治疗、临床监控和社区支持降低治疗期间的丢失率、降低结核病发病率、降低严重副反应发生率? 在艾滋病诊疗机构,包括开展症状筛查的频次、督导方法和维持高依从性的措施,推广异烟肼预防性治疗的最佳实施模式是什么? 需重点解决下列问题:

为使依从性最大化,HIV 感染者和艾滋病人中进行异烟肼预防性治疗的合理药物获得、社区支持和临床监控的最佳策略是什么?

如何最好地模拟和预测在艾滋病诊疗机构中推广异烟肼预防性治疗的实施需求和全部经济成本?

3.5　优化感染控制以降低结核病的传播

在艾滋病诊疗机构中,和现有的防控策略比较,标准化的感染控制干预服务包能降低结核病院内传播吗? 有选择的感染控制干预手段能降低结核病院内传播吗? 在实施性研究中,医务人员结核病感染率是最公认的可以回答上述两个问题的指标。基于这一点,需要解决的实施性研究问题如下:

医疗机构、家庭和社区中可以有效降低结核分枝杆菌传播(药物敏感和耐药)的最佳感染控制措施是什么?

在医疗机构中感染控制措施执行和监管最好的运行模式（即实用、可行、易复制、有效）是什么？

评估感染控制措施对降低结核分枝杆菌传播给 HIV 感染的成人和儿童效果的最佳实施模式是什么？

3.6　降低 TB/HIV 双重感染患者的死亡率

在进行结核病治疗的 HIV 感染者和艾滋病人中，疗程中死亡的相关因素是什么？死亡患者中最常见的死因是什么？尽管有明确记载，使用抗病毒治疗和复方新诺明可以降低结核病治疗期间的死亡率，仍需特别注意判断没有这两种治疗是否与后续的高死亡率有关或能否确定其他可控的危险因素。

4. 药物敏感和耐多药/广泛耐药结核病治疗:最佳的服务获得、提供和社区参与

　　结核病防治规划的基石是获得医疗服务,必须确保所有发现的病例能获得全程的治疗[29]。包括建立有效的治疗方案和治疗策略以支撑从病例发现到完成合理治疗的整个过程[30]。然而,不能获得全部的医疗服务和较差的治疗依从性仍是全球抗击结核病的主要障碍。2008年,有39%的结核病患者没有报告或发现,93%的耐多药结核病患者未能得到诊断且更多的患者未能获得用绿灯委员会批准的治疗方案治疗,93%感染HIV的结核病患者未能开展抗病毒治疗[25]。导致这些问题的既有患者方面的原因,也有卫生体系的因素。诊断延误使得治疗的结果大打折扣并增加了结核病的传播。2008年,新涂阳肺结核病患者的治疗成功率是87%,但这一明显的成效掩盖了诸多防治规划实施过程中的问题,如在当年全球估算的44万(95%CI:390 000-510 000)耐多药新患者中仅报告了3万(占7%),其中被治疗的患者只有将近6000(占1.4%)[31]。在2004—2006年间,在国家结核病防治规划条件下4500例的耐多药患者治疗队列的治疗成功率是60%。目前,如何使耐多药结核病患者获得治疗仍是结核病防治面临的主要问题之一。成千上万诊断的结核病患者中只有一小部分获得了合理的治疗。甚至绿灯委员会认可治疗的72 000例患者中,实际入组治疗的也只有19 000人。迫切需要开展实施性研究以改善药物敏感/耐药结核病患者获得医疗服务。

我们提出开展敏感和耐药患者相关研究的循环图,且考虑到HIV共同感染,以核心活动(即确定病例报告与实际的差距和结核病患者一线药物治疗中存在的问题)的共同点为基础,采取同时行动。

实施性研究优先考虑的方面

促进药物敏感和耐多药/广泛耐药结核病治疗的提供和获得的实施性研究,需要优先解决的突出问题(图5)。

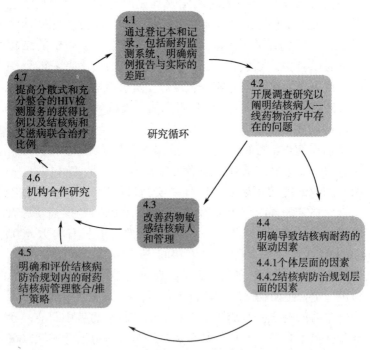

图5　促进药物敏感和耐多药/广泛耐药结核病治疗的提供和
获得的实施性研究路线图

4.1　明确病例报告与实际的差距

不同层面存在报告与实际的差距导致结核病患者发现和治疗的数据估算错误。比如,据报道有 5%~15% 的涂阳肺结核病患者因为没有进入登记系统而没有计算在内[32]。因此,从不同的数据来源,确定新涂阳肺结核病患者的治疗结果非常重要:例如比较痰涂片实验室登记本和结核病患者登记本,或者通过治疗卡片数、登记数和季报数来比较结核病治疗结果。在复治的结核病患者中也应如此。此外,报告与实际的差距还来源于结核病防治规划体系外的私营和公立医疗机构没有登记发现和治疗的患者,应努力将这部分患者计算在内。

4.2　开展调查研究以阐明结核病患者一线药物治疗存在的问题

并非所有不规律治疗的患者会中断治疗而是可能有很大的产生耐药的风险,因此避免漏服药物是非常有益的。同样,治疗中的患者丢失也会产生耐药。在结核病防治规划条件下,应努力减少不规律和中断治疗;减少在那些不规律服药而不是中断治疗的患者中因为药物的选择性压力导致耐药的产生。开展研究了解中断治疗、依从性差、漏服药、药物供应不上背后的原因,有助于制订策略,减少这些问题的出现并进而降低耐药的发生。

4.3　改善药物敏感结核病患者的管理

在上述 4.2 部分发现的基础上,应制订、试点、推广改善药物敏感结核病患者一线药物治疗策略。

4.4　明确导致结核病耐药的驱动因素

在上述 4.2 部分中开展的研究还有助于明确在地方和全国范围内导致耐药的各种危险因素。识别这些危险因素的一个办法是通过在高危人群(尤其是以前治疗过的患者)中开展常规耐多药监测,调查意外增加的耐多药患者数量。这种调查可以了解在患者个体或卫生服务(防治规划)层面哪些因素是地方和国家耐多药结核增加的主要驱动因素。那些适于干预的危险因素尤为重要。应在患者和国家结核病防治规划层面研究这些因素。

4.5　明确和评价结核病防治规划内的耐药结核病管理整合/推广策略

经过上述研究,可以制订最佳策略以识别和针对那些最高危和已经耐多药的患者。包括评价引进新的耐药诊断技术实施的步骤和时间以及在耐药结核病患者防治规划管理下合理的提供治疗服务(比如治疗依从性最大化的模式):推广把耐药结核病管理纳入与提供二线药物治疗相关的结核病防治规划(如住院患者 VS 门诊治疗 VS 社区为基础的护理、使用激励机制提高治疗依从性、社会支持、社区参与等等),什么是最好的策略? 需要注意的是,不同的方法需要不同的技术/基础设施,但其过程可能是相同的。

4.6　机构合作研究

前面的问题可以说明私营服务提供方在病例发现、诊断、药物敏感/耐药结核病患者治疗中的作用。为了能实现这些,有必要获得在私营机构治疗的药物敏感/耐药结核病患者数、治疗的结局以及治疗失败和复发患者中的耐药率等方面真实的数据。为什么人们选择私营机构而不是公立机构? 如何吸纳私营机构参与药物敏感/耐药结核病的治疗?

4.7　提高分散式和充分整合的结核病和抗病毒治疗的可及性

前面的部分阐述了有效地发现和治疗药物敏感/耐药结核病面临的挑战。此外,还需结合艾滋病流行的实际情况,因为所有结核病患者,无论是药物敏感还是耐药结核,只要感染艾滋病毒,都要启动抗病毒治疗,而且治疗结核病和抗病毒的药物应由同一家医疗机构提供。两种情况下有着类似的问题:医疗机构如何提供联合治疗? 社区如何能更好地参与(架构、支持和传统体系的关系)? 结核病防治规划应有自己的检测、复方新诺明和(或)抗病毒药物储备吗? 结核病防治规划应根据接受治疗的结核病患者数向艾滋病防治规划采购所需物品还是把患者直接转诊给后者?

另外,还有具体的与感染 HIV 的耐药结核病患者相关的实施和流行病学问题,比如发生 HIV 感染导致的耐多药结核病暴发疫情,其确切的原因是什么,以及从长远来看,异烟肼预防性服药可能诱导异烟肼耐药和耐多药的问题。

5. 实施性研究能力建设

尽管国际社会对实施性研究项目很有兴趣,在那些资源有限、结核病负担最严重地区的相关研究却鲜有开展和报道。而主要资助方,如全球基金,明确表示应把高达 10% 的建议预算用于督导、评价和实施性研究[33]。普遍认为,实施性研究对于提高地方和国家防治规划的绩效、指导全球政策建议非常重要。然而,问题在于实施性研究应在什么机构开展(比如国家结核病规划、政府机构、高等院校、非政府组织或者联合开展)? 如何开发研究能力、能力建设的方法、如何评价培训的效果[34]? 国家结核病防治规划可能缺少必要的专业知识、基础设施、人员、基金、决策循环、和(或)专业文化,同时,规划人员和研究人员之间联系也不密切。在国家防治规划层面开展能力建设、加强的实施性研究包括以下主要方面:(ⅰ) 实施性研究应纳入国家结核病防治规划战略计划;(ⅱ) 防治规划中应有实施性研究的关键点;(ⅲ) 实施性研究应能得出明确的改变、提高防治规划的绩效结果(框图 2)。清楚能力建设[35](个人、机构或防治体系能有效、高效和持续开展并利用卫生研究的能力)和培训(有组织的活动,目的是讲授信息或指导以提高受众的能力或帮助他们获得必要的知识和技能)[1]的区别尤其重要。培训可能是能力建设的一个组成部分,包括制订研究计划以及吸收和利用研究成果。把它们设想成是一个范围的两端可能有助于理解,一端是最简单形式的培训,

---

[1] 参见:http://www.businessdictionary.com/definition/training.html

大部分时间和研究产出（如同行评议发表，使得其他个人和机构能利用卫生研究的成果）分离。另一端则是以国家为基础的能力建设规划，包括能直接利用卫生研究成果的决策者的参与。两端之间则可能是提供某些能力建设相关（如同行评议发表）的培训计划，但仍未完全地纳入国家体系以最终充分改变一个机构和体系的运转。作为起点，与从事结核病、TB/HIV 双重感染、耐多药结核病防治的专业人员一道开展需求评估是非常有益的，他们会自愿完成根据当地实际情况设计的调查问卷，关于首选的学习方式、研究的培训需求（例如实验室、临床、流行病学、生物统计 / 数据分析、社会科学研究、生物伦理学和理想的技能，如撰写标书和数据管理）。这个方法有助于明确在地方或国家开展能力建设实施性研究下一步要做什么。

实施性研究能力建设优先考虑的方面

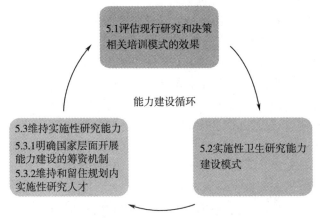

图 6　提高结核病实施性研究能力建设活动路线图

5.1　从产出和可测算的成果来评估现行培训模式的效果

尽管大量的文献有关于教育评估的不同方法,在发展中国家却鲜有基于业务的卫生专业人员培训的创新性干预措施得到充分评估[37,38]。因此,从产出和成果来评估现行培训模式的效果尤为重要,比如发表文章的数量和类型、政策和实践的影响指标、或者用户的满意度(比如患者、医护人员、管理人员和社区领导者)。对参与培训的人进行追踪也非常重要,看他们有什么变化、培训后是否继续从事实施性研究并利用研究为决策提供信息。需要确定准确而可靠的影响指标以评估实施性研究项目的质量和转化为循证规划实践的能力。候选指标示例见附录Ⅵ。

5.2　实施性卫生研究能力建设模式

已经有几种模式用于开展实施性研究能力建设,包括具体的国家实践经验,在附录Ⅵ中有详细的介绍。框图 2 中总结了迄今获得的经验。可以通过前瞻性的案例研究方法了解更多的引进其他模式的经验[36]。

5.3　在国家层面维持实施性研究能力

5.3.1　明确国家层面开展能力建设的筹资机制

什么类型的筹资机制(除全球基金预算外)能在国家层面建立并维持实施性研究能力? 文献中列举的例子包括中央政府的培训预算资金、培训对象缴纳的课程费用、提供咨询服务的收入、以及外部的研究资金[36]。

5.3.2　什么方法可以维持和留住规划内受过培训的实施性研究人才?

除了不间断的资金来源,成功的实施性研究能力建设的另一个指标是长久地留住员工。维持和留住培训过的员工的经验可以从前述 5.1 中获取。在文献中,可持续的能力建设

指标随着活动的成熟其复杂性也增加,包括:

- 利益相关者的早期参与;清晰的推广计划;影响决策的策略;质量评估(认知和经验阶段)
- 资源改善;研究活动的制度建设;创新(推广阶段)
- 核心业务开展的资金保证;南方合作伙伴领导的管理和决策(巩固阶段)

框图 2 防治规划层面开展实施性研究能力建设 / 加强的十个关键的必要因素(参考文献 34)

> (ⅰ)实施性研究应纳入到国家结核病防治规划战略计划中;
>
> (ⅱ)在各个国家结核病防治规划中,应该有一个实施性研究核心点(由其他领域人员支持参与)来支持规划管理并协调和确定国家研究重点;
>
> (ⅲ)应通过在职培训和监督,鼓励并动员结核病规划工作人员参与实施性研究,给予专门的时间和机会参与研究活动、提供在国家和国际会议上展示研究结果的机会、给予研究津贴和小的研究项目等;
>
> (ⅳ)应该有足够的开展实施性研究的基础设施(比如办公室、电脑、网络、固定设备)和实施支持(如摩托车);
>
> (ⅴ)在国家层面,实施性研究应转向"合作模式",包括学术机构、非政府组织及以社区为基础的协会,这样能利用各自的优势;
>
> (ⅵ)实施性研究培训应该建立在严格的入选标准基础上,应以产出为导向并应具备强有力的师资。培训模式应注重实践并面向实用性的技能,用于开展研究和发表研究结果(比如UNION-MSF 的实施性研究培训方法);
>
> (ⅶ)在防治规划层面,通过实施性研究奖学金(低级和高级)提供

　　　　长期的就业机会；

（ⅷ）实施性研究项目应有清楚的研究结果能影响或改变/提高结核病防治规划的绩效；

（ⅸ）实施性研究所需资金和资源应纳入防治规划，以防国外或学术机构垄断资金、时间和研究授权并最终影响决策力；

（ⅹ）规划研究人员应代表全球基金国家协调机制，以便能在最高级别合理运用和决定研究基金。

参考文献

1. Guillerm M. *Tuberculosis Diagnosis and Drug Sensitivity Testing：an Overview of the Current Diagnostics Pipeline*. Campaign for Access to Essential Medicines. Paris，Médecins Sans Frontières，2006.

2. Perkins M and Cunningham J. Facing the Crisis：Improving the Diagnosis of Tuberculosis in the HIV Era. *Journal of Infectious Diseases*，2007；196：S15-27.

3. Pai M，Minion J，Steingart K and Ramsay A. New and improved tuberculosis diagnostics：evidence，policy，practice，and impact. *Current Opinion in Pulmonary Medicine*，2010；16（3）：271-84.

4. Van Kampen SC，Ramsay AR，Anthony RM and Klatser PR. Retooling National TB Control Programmes（NTPs）with New Diagnostics：The NTP Perspective. *PLoS ONE*，2010；5（7）：e11649.

5. *Guidelines for intensified tuberculosis case finding and isoniazid preventive therapy for people living with HIV in resource constrained settings*. Geneva，World Health Organization，2010.

6. Corbett EL et al. Comparison of two active case-finding strategies for

community-based diagnosis of symptomatic smear-positive tuberculosis and control of infectious tuberculosis in Harare, Zimbabwe(DETECTB): a cluster-randomised trial. *The Lancet*, 2010; 376 (9748): 1244-53.

7. Datiko DG and Lindtjorn B. Health extension workers improve tuberculosis case detection and treatment success in southern Ethiopia: a community randomized trial. *PLoS ONE*, 2009; 4 (5): e5443.

8. Getahun H and Maher D. Contribution of 'TB clubs' to tuberculosis control in a rural district in Ethiopia. *International Journal of Tuberculosis and Lung Disease*, 2000; 4 (2): 174-8.

9. Sekandi JN, Neuhauser D, Smyth K and Whalen CC. Active case finding of undetected tuberculosis among chronic coughers in a slum setting in Kampala, Uganda. *International Journal of Tuberculosis and Lung Disease*, 2009; 13 (4): 508-13.

10. Mann G et al. Beyond accuracy: creating a comprehensive evidence base for TB diagnostic tools. *International Journal of Tuberculosis and Lung Disease*, 2010; 14 (12): 1518-1524.

11. Pronyk PM et al. Active case finding: understanding the burden of tuberculosis in rural South Africa. *International Journal of Tuberculosis and Lung Disease*, 2001; 5 (7): 611-8.

12. Shargie EB, Morkve O and Lindtjorn B. Tuberculosis case-finding through a village outreach programme in a rural setting in southern Ethiopia: community randomized trial. *Bulletin of the World Health Organization*, 2006; 84: 11-119.

13. Kemp J et al. Is tuberculosis diagnosis a barrier to care? *Transactions of the Royal Society of Tropical Medicine and Hygiene*, 1996; 90: 472.

14. Chandrasekaran V, et al. Factors leading to tuberculosis diagnostic drop-out and delayed treatment initiation in Chennai, India. *Interna-*

tional Journal of Tuberculosis and Lung Disease, 2005; 9 (S10): 172.

15. Squire SB et al. Lost smear-positive pulmonary tuberculosis cases: where are they and why did we lose them? *International Journal of Tuberculosis and Lung Disease*, 2005; 9 (1): 25-31.

16. Botha E, et al. Initial default from tuberculosis treatment: how often does it happen and what are the reasons? *International Journal of Tuberculosis and Lung Disease*, 2008; 12 (7): 820-3.

17. Khan MS, et al. Default during TB diagnosis: quantifying the problem. *Tropical Medicine and International Health*, 2009; 14: 1437-41.

18. Uplekar M. Involving private health-care providers in delivery of TB case: global strategy. *Tuberculosis* (Edinb), 2003; 83 (1-3): 156-64.

19. Kemp JR et al. Can Malawi's poor afford free tuberculosis services? Patient and household costs associated with a tuberculosis diagnosis in Lilongwe. *Bulletin of the World Health Organization*, 2007; 85 (8): 580-5.

20. *A tool for National Situation Assessment-Public-private mix for TB care and control* (WHO/HTM/TB/2007.391). Geneva, World Health Organization, 2007.

21. *Priority research questions for TB/HIV in HIV-prevalent and resource-limited settings* (WHO/HTM/TB/2010.8). Geneva, World Health Organization, 2010.

22. *WHO Three I's meeting. Intensified case finding, isoniazid preventive therapy and TB infection control for people living with HIV. Report of a joint World Health Organization HIV/AIDS and TB department meeting* (2-4 April 2008). Geneva, World Health Organization, 2009. (http://www.who.int/tb/publications/2009/who_3Is_meeting_report.pdf, accessed 7 January 2010).

23. Woldehanna S and Volmink J. Treatment of latent tuberculosis infection in HIV infected persons. *Cochrane Database Systematic Review*, 2006; (3): CD000171.

24. Aït-Khaled N et al. Isoniazid preventive therapy for people living with HIV: public health challenges and implementation issues. *International Journal of Tuberculosis and Lung Disease*, 2009; 13 (8): 927-35.

25. *Global tuberculosis control: a short update to the 2009 report* (WHO/HTM/TB/2009.426). Geneva, World Health Organization, 2009.

26. Golub JE et al. Isoniazid preventive therapy, HAART and tuberculosis risk in HIV-infected adults in South Africa: a prospective cohort. *AIDS*, 2009; 23: 631-636.

27. Getahun H et al. Implementation of Isoniazid preventive therapy for people living with HIV worldwide: barriers and solutions. *AIDS*, 2010; 24 (suppl 5): S57-S65.

28. Sester M et al. Challenges and perspectives for improved management of HIV/TB coinfection. *European Respiratory Journal*, 2010; 36: 1242-1247.

29. Lönnroth K et al. Tuberculosis control and elimination 2010-50: cure, care, and social development. *The Lancet*, 2010; 375 (9728): 1814-29.

30. Lienhardt C and Rustomjee R. Improving tuberculosis control: an interdisciplinary approach. *The Lancet*, 2006; 367: 949-50.

31. Multidrug and extensively drug-resistant TB (M/XDR-TB): 2010 Global Report on Surveillance and Response (WHO/HTM/TB/2010.3). Geneva, World Health Organization, 2010.

32. Botha E et al. Initial default from tuberculosis treatment: how often does it happen and what are the reasons? *International Journal of Tuberculosis and Lung Disease*, 2008; 12 (7): 820-3.

33. Xueref S. Operations research in the Global Fund：status and way ahead，in collaboration with partners. Presentation at the 5th International AIDS Society Conference on HIV Pathogenesis，Treatment and Prevention. Cape Town，South Africa，2009.

34. Zachariah R et al. Operational research in low-income countries：what，why，and how？ *Lancet Infectious Diseases*，2009；9：711-17.

35. Bates I et al. Evaluating health research capacity building：an evidence-based tool. *PLoS Medicine*，2006；3（8）：e299.

36. Bates I et al. Indicators of sustainable capacity building for health research：analysis of four African case studies. *Health Research Policy and Systems*，2011，9：14doi：10.1186/1478-4505-9-14.

37. Cantillon P. Evaluation：beyond the rhetoric. *Journal of Evaluation in Clinical Practice*，1999；5（3）：265-8.

38. Prideaux D. Researching the outcomes of educational interventions：a matter of design. RTCs have important limitations in evaluating educational interventions. *BMJ*，2002；324（7330）：126-7.

第四章　结核病研究的社区参与

简介

尽管高危社区是艾滋病研究的驱动力和合作伙伴[1]，其在结核病研究中所起的重要作用仍未得到充分的认识。把社区纳入结核病防治体系正被提上国际议程[2,3]。这就为社区参与结核病研究创造了机遇，同时也说明其紧迫性。

本章主要讲述社区参与结核病防治实施性研究的优势，提出纳入高危人群、（既往）患者和高负担社区的策略。我们的目的是给研究人员提供某些思想和手段，以帮助他们有效地和社区合作确定研究的重点、实施研究项目和推广研究结果。

"社区参与"不只是象征性地招募以前的结核病患者作为工作人员或为了临床试验成立一个社区咨询委员会（CAB）。它意味着我们理念和实际研究方式的根本转变。研究中社区参与[1]的核心原则是受研究影响的人对研究内容和方式有发言权，以确保他们能受益于研究结果。

在某些国家（如巴西、纳米比亚、肯尼亚和津巴布韦），社区人群参与研究已是法律的需求。能力建设以及和高危人群合作能提高研究的质量，因为他们是经历挑战和解决问题的专家[4]。社区参与的目的是认识到公众在研究方法的制订、委托、承担、传播和转化为策略以及提供服务中的决定作用。许多结核病研究人员接受了结核病版的艾滋病毒感染者/艾滋病患者的更广泛参与（GIPA）原则——被称为扩大结核病患者的参与（GIPT），反映了他们已经认识到结核病患者的作

1　community engagement 或 participation 和 community involvement 意思相近。

用已被忽视了太久。[1]

"高危社区"是指易受感染的群体,比如营养不良者、糖尿病患者和结核病高流行区的居民。有些社区由共同的社会、文化、种族或语言特征将他们聚居到一起。然而,也有一些"社区"仅仅是由于共同的危险行为或地理区划,比如注射吸毒者、服刑犯人、吸烟人群、矿工或实验室人员,将他们聚集到一起。有些是指"高危人群",用于描述那些比普通人群罹患结核病风险更高的人群。这些社区常常因为歧视而隐藏,需要更多的努力和专业知识才能接近并为他们服务。

社区参与的目的如下[4]:

(ⅰ)确保研究的相关性;

(ⅱ)评估并确保研究在文化上和实践中能被研究环境所接受;

(ⅲ)确保把研究项目对社区的影响降到最低;

(ⅳ)避免不公正,确保研究的好处可以公平分配;

(ⅴ)考虑到道德风险,可能成为社区社会、经济、和政治格局的一部分(如腐败);

(ⅵ)确保研究实践和当地的价值观和规范相适应。

成功的社区参与需要包括长期的承诺、对未来协同效应的认可及所有参与人员相互培训和支持的意愿[6]。

一个综合性的合作模式被称做"社区为基础的参与式研究"(CBRP)。尽管有很多定义,其一是"把询问方法和社区能力建设策略结合起来的协同研究方式,以缩小通过研究获得的理论与社区促进健康实践之间的差距"[7]。在社区为基础的参与式研究的项目中,社区参与到研究过程的所有方面。

---

[1] http://www.worldcarecouncil.org/content/gipt-principles-new-driver-road-stop-tb

社区参与实施性研究的类型

社区能够在研究项目实施过程中的许多活动中起重要作用：

（ⅰ）确定重点

（ⅱ）研究设计

（ⅲ）伦理评价

（ⅳ）研究参与者保护

（ⅴ）数据收集

（ⅵ）研究结果的解释

（ⅶ）研究结果的传播

（ⅷ）转化为具体的行动

社区参与研究的各个方面详述如下。

（ⅰ）确定重点

公众和患者常常比特定疾病的研究人员对健康和幸福有着更全面地认识。这可能会导致他们认为的重点问题和医务人员或者研究人员认为的有所不同，如后者更倾向于跨学科的问题、生命质量和社会决定因素。例如，试验者可能狭隘地关注改善后的结核病治疗方案，而社区可能更需要回答广泛的一级预防相关问题，例如如何解决那些使他们患病风险增加的结构性状况（如贫穷、营养不良和被边缘化）。

本书中专家们优先考虑的研究问题将会在国家层面得以解决。在国家层面的研究过程中，提倡高危社区参与以确认它们的本地相关性和优先性。很多让社区（常常为既往患者）参与确定研究重点的方法得到检验。一个例子就是Abma 等开发的可以让患者参与卫生研究议题设定的"对话模型"[8]。模型包括六个步骤：探索、咨询、排序、整合、规划和实施。

一个关键问题是,谁负责社区参与来确定优先考虑的研究问题? 研究人员可能缺乏相应的认知和资金来组织社区参与和(或)咨询。此外,他们的工作常常局限于结核病的某个特殊方面,这样就可能缺乏足够的全局概念以回应社区的需求。捐赠机构在打算开展新的研究计划或征集标书时,越来越多地从最高风险人群中寻求方向。同样高危社区组织也可以带头,可以利用最终的、优先考虑的研究计划进行宣传。研究人员应当清楚既往结核病患者和高危群体的领导者可能不能完全代表所有结核病患者和高危人群。特别是在确定超越一个垂直的疾病防治规划的优先顺序时,政府组织也应该发挥应有的作用。

(ii) 研究设计

社区参与研究设计的理由是能提高社区的参与和配合程度;提高研究设计的质量;确保研究使用的调查问卷上提出的问题易于理解和接受;确保研究设计能包含那些对社区重要的问题等。高危社区的参与对于制订人员招募和维持策略及设计调查问卷至关重要。当有多种研究设计选择时,社区相关人员能帮助权衡何种选择对当地更有意义。

尽管从外部看,社区可能比较单一,实际却可能有很多不同。了解其多样性、社会规范和阶层常常需要内部人士的观点。比如研究服刑人员需要从内部人员了解能左右被收容人员参与研究的权力结构[9]。认识到社区的多样性也意味着确保能听到弱势群体的诉求,而不仅仅局限于那些权力掮客和守门人。

高危社区参与研究设计有几种可能性:社区成员成为研究指导委员会或技术咨询委员会成员,或者社区成员和项目研究人员或其他相关人员以平等的伙伴关系参与研究。当吸纳（既往）结核病患者和受歧视群体的成员（男男性行为者、刑满释放人员、性工作者、非法移民等）为研究人员，重要的是尊重他们的权利，由他们自己决定如何公开、向谁公开他们的身份[1]。

　　一个比较可行的社区参与研究的方法是成立社区咨询委员会，结核病药品开发全球联盟就是一个很好的例子。[2]这些委员会常常由那些担任地方领导、参与社会服务和提供医疗救助的社区成员组成。他们参与预试验并致力于使社区更广泛理解结核病及其研究过程工作。由此，南非的夸祖鲁-纳塔尔省就是为了提高和促进结核病相关研究和控制活动成立了社区咨询委员[10]。在乌干达、肯尼亚和莫桑比克的结核病高负担地区，结核病药物和疫苗试验人员在试验前的设计阶段，就使社区领导、传统的助产士、教师、宗教领袖以及受试对象的父母参与商讨受试儿童侵入性结核病诊断程序的潜在需求，并预测和制订策略以缓解他们的担忧[11]。

　　参与式研究和评估意味着目标人群早期和持续参与评估旨在帮助他们的活动成果。前提是社区得到合理的定位以帮助国家结核病防治规划和非政府组织开展工作并衡量成果。参与式评价常常涉及图表、地图和互动技巧，特别是在那些文化水平低下和语言复杂多样的地区，使用书面的衡量工具可能会受到限制。

（ⅲ）伦理评价

　　在研究开始之前，研究方案必须提交给伦理委员会以供

1　http://www.aidsalliance.org/TechnicalThemeDetails.aspx?Id=34

2　http://www.tballiance.org/aaa/endemic.php

审议、评价、指导和批准（根据世界医学协会赫尔辛基宣言第 15 条）。[1] 由 WHO/ 热带疾病研究和培训特别规划（TDR）出版的《伦理委员会审查生物医学研究实施指南》[2] 建议伦理委员会应包含一位行业外人士。伦理委员会应包括至少一名成员，其主要专业是非科学领域。国际医学科学组织理事会假定伦理委员会中合格的业外人士能代表社区的文化和道德价值观。[3] 他们能确保研究参与者的权利能得到尊重。国际研究伦理的家庭健康国际办公室还推出了相关的教程（社区代表研究伦理培训教程），[4] 通过培训和教育社区代表使其为全球范围内的研究对象行使话语权。

（ⅳ）研究参与者的保护

赫尔辛基宣言强调，在医学研究中凡是涉及到有行为能力人的，应充分告知每个可能参与的对象研究的目的、方法、资金来源、可能的利益冲突、研究单位、预期的好处和潜在的风险、可能导致的不适及其他相关方面。一般通过获得参与试验及研究的个人知情同意的方式进行。

让社区成员参与知情同意的设计过程能确保那些有可能参与的研究对象更好地理解研究的益处和风险。尽管科研人员可能知道参与研究者的身体风险，但社区成员在理解和缓解因参与某类研究带来的社会伤害（如歧视和失业等）上更有优势。社区在监督获得知情同意过程中还能起到重要作用。例如，知情同意实施是否像方案规定的一样严格？社区激进

1　参见：http://www.wma.net/en/30publications/10policies/b3/index.html

2　参见：http:/apps.who.int/tdr/publications/training-guideline-publications/operational-guidelines-ethics-biomedical-research/pdf/ethics.pdf

3　参见：http://www.cioms.ch/publications/layout_guide2002.pdf

4　参见：http://www.fhi.org/en/RH/Training/trainmat/ethicscurr/retccr.htm

团体可能因忽略他们在伦理审查中的作用而反对某个研究项目,这样的情况就出现过。比如,两个替诺福韦试验项目就因没有让激进分子参与赔偿问题而被暂停[12]。

国际艾滋病疫苗倡议组织[1]开发出艾滋病疫苗知识工具包(Vaxlit)。疫苗知识普及行动带来的一个正面效果是那些可能参与试验的志愿者能通过充分了解并独立决定是否参与。

(ⅴ)数据收集

社区人员参与数据收集有利有弊,取决于收集的信息类型。当地专业技术人员能防止误解并提高参与性及维持度,因为高危人群对当地社会规范和某些结核病术语的负面含义比较敏感(如"疑似患者"在某些特定的环境下有"可疑"和"不可信任"的意思)。社区人员参与数据收集能保证真实的反映已开展的研究项目的意图。

社区人员参与数据收集还可以比外部的研究人员更好地解释研究结果。如果研究过程中出现问题,参与研究实施的社区人员可以尽早解决。在某些地方(如贫民窟),安全是主要的问题。社区人员参与可以提高研究团队的安全保障。

当深入研究结核病的敏感或可能引起歧视的问题时,如不遵守感染控制规范、未服用或未正确服用药物等,社区人员参与数据收集可能带来不利后果。如果社区人员未充分理解研究的伦理原则,推断性的信息披露可能成为问题所在。由于他们和受试者有着相同的文化假设和术语,必要时他们可能不总是探究局部概念的涵义,因为他们可能持某些想当然的观点或者因为话题太敏感。

---

[1]　参见:http://www.iavi.org/

（ⅵ）研究结果的解释

严格的定性方法学包括和社区人员一起不断地证明以防理解偏差和强化发现的依据（一个论点、概要或行动的基础；基本原则）。社区人员参与解释定量研究结果也可能产出更实用的结论和建议。

（ⅶ）研究结果的传播

研究结果应在参与的社区内（间）宣传（见上述赫尔辛基宣言）。可以通过不同的方式来实现：如讲习班、电视脱口秀、社区报告会、地方新闻媒体、图形和可视化技术、社区会议等。社区成员在结果的宣传中起到重要作用。所有的宣传材料都应使用非学术语言使其易于被普通大众理解。

（ⅷ）转化为行动

当高危社区对研究结果具有主人翁意识时，他们能起到强有力的宣传作用，以确保在研究人员撤离后研究创新能转化为实实在在的可提供的服务。社区积极分子可以用"事实"以确保新的指南及政策得到实施以及挽救生命的技术方法得以推出并规模化应用。

社区参与的其他方面

能力建设的参与

随着社区参与研究的兴趣日益增加，需要该领域的研究培训和支持以确保最佳实践。每个项目开始时，应对相关社区人员的培训需求进行评估：他们需要具备哪些能力和（或）研究技能？可获得社区参与研究的培训范例[10]。需要注意的是，结核病研究人员常常也需要相关的培训，比如沟通技巧、文化能力、参与方式等。

筹资的社区参与

社区参与研究需要有足够的经费预算,包括社区培训、会议等。充足的资源用于社区参与是整个研究预算的有机组成部分。出资人和监管者在促进高危社区有效合作上起到重要作用,并且在一些资金流动和监管程序方面使之成为要求。

如何吸纳社区参与研究?

高危社区的参与取决于拟开展研究的类型。社区在研究中扮演什么角色常常无法事先设定,而应与社区成员共同决定。在研究筹划阶段的社区参与最具战略意义,但研究过程中再让社区参与也比把社区排除在外要好。高危群体受歧视和隐藏得越深,他们参与所需的时间就越长,这一点应在研究时间里有所反映。下面是结核病疫苗试验者在结核病疫苗研究网络(TBVACSIN)遵循的步骤。

第一步:利益相关者初期咨询

鉴于社区往往由各行各业的人组成,常常有许多代表不同利益和权利的小团体,通常的策略是以一系列的利益相关者会议作为开始,审核讨论研究思路和优先事项,并描绘出社会环境。通过反复磋商和倾听各方想法,明确敏感问题并识别潜在的合作者范围。注意不要有不切实际的期望或轻许不能兑现的承诺。

第二步:招募和培训高危社区参与研究人员

一旦研究的目标和经费确定后,就挑选那些土生土长的当地社区人员参与研究的设计和实施。要留意参与人员的政治、社会、性别和民族背景,努力建立一个能弥合各种分歧的多样化团队。对人力资源开发投入要有所准备,并包含在经费预算和研究时间表中。工作人员是研究的大使,他们在工作中和工作之余的行为都是研究工作的反映。

第三步：组建一个有效的社区咨询委员会

从各种基层组织和社区团体召集相关人员并培训他们使其在社区咨询委员会发挥相应的作用。经费预算中以交通补助或其他适当的方式认可社区成员的贡献。谨防产生报酬预期、因过度诱导或缺乏独立性可能引起的误解和指责。收集他们对于如何保护受试者免受社会和人身伤害、如何在不强求的情况下确保最大程度地参与、如何界定参与带来的风险和好处等方面的看法和见解。

第四步：试点研究方法和忠实于研究过程

同可能的参与人员开展小组集中讨论以确保研究方法按照设计意图被理解。一旦有疑问，要使用适当的传译工具以避免误解。直接观察研究人员在研究过程中扮演的角色，以确保其在互动过程中坚持科研伦理原则。

第五步：共同开展研究

邀请社区成员收集数据并使其参与研究结果的评估、质疑、提炼和解释过程中。

第六步：分享好的工作信誉

通过让社区领导参与研究结果的"市场营销"推广，培养其传播和转化研究结果的主人翁和责任意识。

英国国家健康研究所在《如何引导》中描述了社区参与研究的好处[13]，并为社区如何参与研究提供了指导。

结论

社区全程或部分参与研究不仅是伦理上的需要，这可以反映出人们在事关自身问题上具有话语权。只要对研究人员和高危社区进行充分的能力建设，这些研究伙伴就能具备极大潜力以提高研究质量并促进科研创新的吸收和可持续发展。

参考文献

1. Harrington, M. Community involvement in HIV and tuberculosis research. *Journal of Acquired Immune Deficiency Syndrome*, 2009; 52 Suppl 1: S63-6.

2. Community involvement in tuberculosis care and prevention. Towards partnerships for health. Guiding principles and recommendations based on a WHO review WHO/HTM/TB/2008.397.

3. Report of a WHO consultation on strengthening the active engagement of civil society organizations in the global TB prevention, care and control efforts. WHO/HTM/TB/2010.15.

4. UNESCO Searchable Database in Ethics Related Legislations and Guidelines. http://www.unesco.org/shs/ethics/geo/user/index.php? action=select&lng=en&db=

5. Tindana, PO et al. Grand challenges in global health: community engagement in research in developing countries. PLoS Med, 2007; 4(9): e273.

6. Staley K. *Exploring Impact: Public involvement in NHS, public health and social care research*. Eastleigh, INVOLVE, 2009.

7. Viswanathan M, et al. Community-Based Participatory Research: Assessing the Evidence. Evidence Report/Technology Assessment No. 99 (Prepared by RTI—University of North Carolina Evidence-based Practice Center under Contract No. 290-02-0016). AHRQ Publication 04-E022-2. Rockville, MD: Agency for Healthcare Research and Quality. July 2004.

8. Abma TA and Broerse JEW. Patient participation as dialogue: setting research agendas. *Health Expectations*, 2010; 13(2): 160-73.

9. Dara M, Grzemska M, Kimerling ME, Reyes H, Zagorskiy A. Guidelines for Control of Tuberculosis in Prisons. TBTCA, The Hague 2009. http://www.tbcta.org//Uploaded_files/Zelf/GuidelineTBPrisons1252321251.pdf

10. Sbongile P et al. Establishment of a Community Advisory Board (CAB) for tuberculosis control and research in the Inanda, Ntuzuma and KwaMashu (INK) area of KwaZulu-Natal, South Africa. *Health Policy*, 2010; 95: 211-215.

11. Okelloh D, Mchembere W, Nduba V, Van 't Hoog A, Laserson K, Mitchell EMH. Perceptions of Study Procedures Involving children in Luo Communities. At Symposium 02. "Beyond numbers: the value of qualitative research for TB programme policy and practice" 41st World Lung Health Conference, Berlin.

12. Singh JA, Mills EJ: Abandoned trials of Pre-Exposure Prophylaxis for HIV: What went wrong? *PLOS Medicine*, 2005, 2: e234.

13. *Examples of training and support for public involvement in research: Sharing innovative practice workshop.* Eastleigh, INVOLVE, 2010. (http://www.invo.org.uk/pdfs/TrainingSupportWEB140610.pdf, accessed 7 January 2011).

14. *Patient and public involvement: How-to guide.* National Institute for Health Research, London, 2009. (http://www.rds-nw.nihr.ac.uk/resources/PPI/How_to_guide_versionv3.pdf, accessed 7 January 2011).

第五章　全球基金资助结核病实施性研究

作为全球卫生的主要出资人,全球基金一直为从事实施性研究的申请国提供经费支持,并在项目评估过程起着非常重要的作用。2002年,全球基金理事会要求其投资组合管理和采购委员会给实施性研究技术审查小组提供一个指南(2002年10月第三次理事会)。后来,针对第十轮全球基金标书,理事会要求秘书处"迅速和合作伙伴一道以采纳那些能找出差距并能进一步提高全球基金资助质量的措施,包括预防、治疗、管理和支持,以确定有效的推广战略并提高效果"。[1]

通常情况下,对于全球基金资助国家申请者来说,在其提案中列入实施性研究并无现成的策略或需求可供参考。然而,仍然鼓励申请国将多达10%的总预算用于督导和评价的(M&E)相关活动,包括结核病防治体系强化、数据管理、结核病防治规划和干预成果及影响评价、实施性研究和其他的相关活动。获得全球基金资助的国家在其国家规划安排中应该考虑潜在的研究需求并预留足够的资源以开展研究[1]。与其他合作伙伴协作编写的,在2009年出版的《健康和疾病控制规划研究操作和实施框架》[2],为结核病防治规划管理人员、实施人员、研究人员和决策者制订研究计划并开展研究提供一整套综合指南。

好的研究已经被证明是向决策者提供有关规划执行问题信息的强大工具。然而,还没有何种类型的研究是由全球基金支持的系统性分析。本部分试图通过回顾国家项目标书中的研究活动,介绍在资金和国家所开展的研究活动类型层面的背景,以及概述全球基金实施性研究组合。描述了每个疾病相关领域的研究类型,还通过一个经费信息明确的项目实例展示研究经费的分配情况。

---

1 2009年5月5—6日,第19次全球基金理事会。

方法学

　　从全球基金战略信息数据库提取出截至 2009 年底第 1 轮到第 8 轮全球基金项目输入的指标数据。研究绩效的具体指标用来标明含有相关部分的特殊项目,这些指标的例子包括"已开展或资助的实施性研究的数量"、"实施性研究相关培训开展的数量"等等。因为没有严格的研究类别工作定义,只要是申报国认为是实施性研究的项目都要标明。然后对已获资助的项目原始标书仔细地评审,确定投入研究的资源水平、方法学和研究目的。一旦发生最终协议金额和标书的预算金额不一样,还要评审项目协议。有不同的研究和预算的个人申请者被视为单独的项目,即使他们在同一轮和相同的疾病领域获得资助。

主要发现

　　在申请的 54 个国家中,总计 103 个项目的标书中发现有实施性研究内容;其中 26 个国家包含结核病实施性研究部分。在 63 个有预算信息的项目中,大部分项目(78%)将不到 5% 的总预 算用于实施性研究,平均为 3.8%(2010 全球基金组合分析)。确定研究的疾病重点分布均衡,在全球基金资助的每个疾病领域大约有三分之一项目,还有 2 个关于 HIV/TB 双重感染、1 个关于卫生体系强化和 1 个综合项目。

　　项目的分布反映了特定疾病领域的总体地理需求,约有半数的标书来自撒哈拉以南非洲国家:在递交标书的 54 个国家中,[1]27 个是撒哈拉以南非洲国家,其中 11 个来自西非和中非、9 个来自南部非洲、7 个来自东非。只有 4 份标书来自东

---

[1]　包括三个多国家参与的项目,它们被视为一个独立的"国家"。

欧和中亚地区。卢旺达递交的标书最多[5],其次是印度[4]、纳米比亚[4]和斯里兰卡[4]。

图 7 显示的是每轮全球基金中包含实施性研究的项目数量。值得注意的是,第 8 轮中数量之所以低,是因为数据导出时,其实施性研究项目尚未完成。

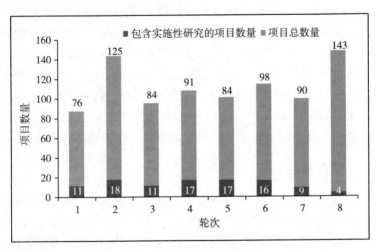

图 7　每轮基金资助的项目数

资助水平

获得全球基金资助的国家需要投入多少的努力和资源开展实施性研究以前并不清楚。尽管鼓励这些国家将多达 10% 的项目经费用于督导和评价相关研究,仍然没有具体的有关研究设计质量和严谨且适当的预算用于已确定的优先研究计划的指南。

并非所有评审的项目都有研究预算相关的详细的财务信息。在 103 个评审项目中,有 63 个可以导出的财务信息。

这些项目来自 39 个国家,包括 2 份标书是多个国家联合申请。评审发现,在这 63 个项目中用于实施性研究的总预算是 30 736 854 美元,平均每个项目 487 887 美元。每一轮用于实施性研究的经费总量并不一致(表 1),以第 6 轮最高。平均来说,报告的用于艾滋病、结核病和疟疾的实施性研究项目大约占每轮经费预算总额的 2.5%。尽管 63 个项目中只有大约三分之一与艾滋病相关,与其相关的实施性研究经费仍达 1670 万美元,约占总预算的 54%。与结核病相关实施性研究经费约在 570 万美元。总体来看,超过一半的实施性研究(约 56%)预算用于来自撒哈拉以南非洲国家申请的项目。

表 1　每轮每个项目中报告的实施性研究的平均预算

轮次	每轮评审的项目总数量	每轮实施性研究总金额（美元）	每个项目实施性研究平均预算（美元）	项目总预算分配到实施性研究的百分比
1	7	4 586 378	655 197	2.1%
2	10	2 738 043	273 804	3.1%
3	7	4 431 566	633 081	2.2%
4	5	1 585 000	317 200	1.0%
5	10	3 797 623	379 762	2.4%
6	15	9 297 810	619 854	3.7%
7	5	2 576 141	515 228	3.6%
8	4	1 723 293	430 823	2.8%
合计	63 个项目以及财务情况	分配给实施性研究的总金额 3070 万美元	487 877（美元）（平均）	平均为总项目预算的 2.5%

结核病实施性研究的类型

通常,某些国家结核病规划的许多干预措施中并无目标人群深入的流行病学数据,他们可能是想利用项目实施来建立基线数据进而设定未来几年的研究目标。只有少数国家特别提出成本效益研究。

对于结核病来说,综合分析显示实施性研究的主题大多关于行为学调查和疾病监测。在评审的结核病和 TB/HIV 相关的项目中,13 个国家纳入了耐多药结核病研究,6 个国家有DOTS 策略和实施研究,6 个国家有 TB/HIV 双重感染的研究,1 个国家主要集中在研究的能力建设。尽管没有提出与卫生体系强化相关的具体的研究题目,每个疾病相关领域都报告有与研究和能力建设相关的培训人数指标。

行动呼吁

全球基金始终积极参与和 WHO、联合国艾滋病规划署(UNAIDS)、美国国际开发署(USAID)和美国国立卫生研究院(NIH)一起广泛讨论实施性研究计划,但尚未直接参与评审研究标书并跟踪其进展。评审的局限性之一是目前全球基金并未要求项目申请国在其研究标书中详细描述,并且除了项目绩效框架外,也没有一个系统的程序跟踪全球基金资助项目实施过程,而项目绩效框架常常缺少具体信息。同时还缺少连贯一致的机制来评估研究设计质量、研究方法、伦理和结果以及结核病防治规划如何利用这些结果给相关各方和规划设计提供信息。因为还未强制要求汇报实施性研究活动,呈现的结果有可能未能充分报道全球基金资助的正在开展的研究资助的水平、规模和研究类型。

正如本书其他章节叙述一样,改善结核病防治有几个需要优先考虑的方面。开展结核病防治实施性研究应始于标书撰写过程之时并应吸纳国内研究人员和有关人员。还要通过强化督导评价体系、区域会议和具体国家的典型案例研究不断探索。

全球基金致力于执行政策制定和实施性研究,并且通过扩大交流使参与的国家提高对获得有关资源的认识。通过和其他技术伙伴,如世卫组织结核病控制司、遏制结核病合作伙伴组织、热带病研究和培训特别规划等机构合作,本书可以弥补结核病实施性研究需要优先考虑的方面的信息缺失,可以在项目申请和实施过程中提供参考,以提高全球基金资助的绩效和影响力。

参考文献

1. Monitoring and evaluation toolkit(3rd edition). Geneva, The Global Fund to Fight AIDS, Tuberculosis and Malaria, 2009.

2. Framework for operations and implementation research in health and disease control programs. Geneva, The Global Fund to Fight AIDS, Tuberculosis and Malaria(with USAID, WHO/TDR, UNAIDS and the World Bank), 2009.

附　录

附录 I

实施性研究的方法、统计学和定义

实施性研究

实施性研究有多种多样的定义。在其他地方已有概括和详细的阐述[1,2]。从结核病控制角度讲,实施性研究的目的通常在于帮助结核病防治规划管理人员改进规划的运行、为决策者提供基于证据的解决服务供给相关问题的答案。务实地讲,一般认为实施性研究可以实现下列目标:

● 提高防治规划的绩效和产出,帮助规划管理者和工作人员理解规划是如何运作、找到存在的问题并及时解决;

● 帮助规划管理人员和决策者作出基于证据的规划/公共卫生决策;

● 评估新的结核病控制策略或干预措施的可行性、有效性或对结核病控制的影响;

● 收集数据为具体的干预措施提供政策建议。

研究方法

选择正确的方法学设计实现规定的研究目标是最基本的。我们首先介绍定量观察性研究设计,也常常称为传统的流行病学方法。经典方法是设定一个研究组作为对照,该组往往是自然发生,由那些既无预计结果(比如诊断为非结核病)也没有暴露于危险因素或致病因素(如在家庭中没有结核病患者接触者或不吸烟)个体组成。

接下来,我们集中阐述定量干预性研究设计。随机对照试验(RCT)是最有效的,旨在评估所试行的干预措施的功效。随机对照试验需要(至少)设定两组研究对象:一个是干预组,受试对象接受试行的干预措施;另一组是对照组或比较组,受试对象可以用标准的干预措施(比如标准的临床治疗方案或安慰剂治疗),或者某些特殊情况下,也可不施加任何干预(比如,研究的目的是评价社区健康教育项目)。每个受试对象通过随机过程进入干预组或对照组。传统上 RCT 并未被看做是实施性研究的一个部分,但是近年来越来越多地认识到实施性研究中运用"实用性随机对照试验"(PRCT)的价值。这些通常在日常医疗卫生服务和实际工作中进行,目的是评估现实生活中某一干预措施的有效性,而非大多传统的 RCT 是在理想的环境下进行。

第三部分,我们会涉及定性研究设计和方法。在研究循环的许多阶段是非常有价值的,尤其是在现况分析阶段,有助于形成问题和假设以待后续阶段中验证。

最后,我们定义了一些新的研究方法,尤其集中在公平性和可及性评估,这在结核病诊疗与控制和千年发展目标之间的关联方面非常重要。

有了这些研究方法,重要的是强调国家或地区之间的协调配合能有利于帮助制订合理的地区决策。但这并不意味着某些实施性研究必然适用于具体环境以及解决当地的实际问题。

1. 定量观察性研究设计
横断面研究 / 调查
了解某一特定时间疾病或某健康状态(比如某种疾病的

负担)的分布[3]，或确定在某一特定时间点的人群中，可能的
决定因素与具体疾病之间是否有关联。

数据通过在有限的时间内从抽样人群中获得。例如，调
查的主要目的可能是某一时间点人群中耐多药结核病患者的
比例，以确定该比例是否随着人群的不同而不同；次要目的可
能是确定在相同的时间点耐多药结核病患者与某些潜在的倾
向性因素，如年龄、性别或职业是否有关联。

横断面调查也可以添加纵向元素，通过在同一个人群、不
同的时间点重复调查以了解人群中耐多药结核患者的比例
是否变化和(或)倾向性因素是否随时间而变化。

队列研究

队列研究是将特定人群分为暴露于某因素与非暴露于某
因素的两种人群，追踪观察一段时间，看其确定结局(如诊断
为结核病、确诊患有耐多药结核等)的发生率。

通常，一个队列包含自然暴露于预先确定的致病因素或
危险因素(即结局的可能决定因素)的研究对象，而另一个队
列则包括非自然暴露的研究对象。如果某一人群中的所有研
究对象都不同程度地暴露于危险因素，一个队列可以是高暴
露水平的人群组成，而另一个队列则由低暴露水平的人群组
成。结核病典型的危险因素是性别、艾滋病感染状况和吸烟。

比较两组间某结局的发生率[3]。如果暴露因素与结局之
间有联系，暴露于危险因素的研究对象发生结局的比例就会
显著高于非暴露于危险因素的研究对象发生结局的比例。

为了获得结局和暴露风险因素之间因果时间关系的证
据，队列研究设计是最佳观察性研究设计。

队列研究总是纵向的，因为要跟踪队列中的研究对象一
段时间。它们通常是前瞻性的，即在研究开始时随访对象一

段时间,但也可以是回顾性的。

队列研究设计允许有多个结局与具体的暴露因素有关(可获得特定暴露因素的多结局信息),可以收集危险因素在某一暴露水平的精确信息,可以研究相对罕见危险因素。

队列研究的结果可以用风险比或风险差来说明,它们比较直观易懂。加强流行病学中观察性研究报告质量(STROBE)声明为开展和报道观察性研究提供了指南[5]。

如果暴露于危险因素和结果发生之间时间间隔较长、如果感兴趣的结果很罕见、如果队列随访很困难和(或)如果暴露模式随着时间发生变化,队列研究都是不适用的。队列研究实施起来花费昂贵。

病例对照研究

病例对照研究是比较两组人群(研究对象)疾病发生以前的历史以确定对于预定义的致病或危险因素(比如艾滋病感染状况、糖尿病等)的暴露水平。

一组是病例组——研究对象已有确定的结局(比如结核病治疗的不利结果:治疗失败、丢失或死亡)。第二组是对照组——研究对象没有同样的结局(比如结核病治疗的有利结果:治愈或完成疗程)。

比较病例组和对照组对于预定义的危险因素的暴露率(频率)。如果结局与危险因素的暴露有关联,病例组的暴露比例就会明显高于对照组的暴露比例。

病例对照研究总是纵向的,因为追溯病例组和对照组要一段时间。常常是回顾性的,其调查方向是逆向的,但能前瞻性地开展。

病例对照研究设计可调查多个暴露的危险因素和确定结局的联系,能够(快速)研究相对罕见结果或暴露和临床表现之间潜伏期很长的结果，且通常实施起来相对花费少。

如果暴露于危险因素信息记忆失真（回忆偏倚）和（或）记忆不完全（该问题通常随着回忆时间的延长而加重），则病例对照研究设计不适用。

病例对照研究不能确切估计暴露组和非暴露组研究对象疾病的患病率或结局的发生风险。研究结果只能用比值比（odds ratios）说明[3]，不是很直观也很难懂，可用暴露于特定危险因素发病的相对危险度代替说明。

对照组的选择往往很困难，选择方法也颇有争议。可选择满足对照组条件的研究对象的随机抽样，这样对照组的各种特征／危险因素的分布可以反映普通人群（病例组对象也从中产生）的各种特征／危险因素的分布。

通常要求病例组和对照组尽可能按照主要的混杂因素，如年龄、性别、环境因素（居住）等方面匹配。

2. 定量干预性研究设计

实用性随机对照试验：

随机对照试验方法的目的是为常规开展的日常工作决策提供信息[5]。

实用性随机对照试验和解释性随机对照试验不同，在于它重点关注有效性（在实际工作中，也就是常规工作中，干预措施是否起作用？）而不是效能（干预措施在理想的完全受控的条件下是否起作用？）。

实用性随机对照试验比解释性试验更适用于实施性研究。后者对于实证研究是必要的也非常有价值，在严格受控的条件下，通过检验其功效和（或）安全性证明一个新的干预措施的潜在作用，其可能会发展成实用随机对照试验。

尽管解释起来具有不同的特征，我们必须认识到有个试验类型范围,一端是纯粹实用主义试验方法,另一端则是纯粹经验主义试验研究[6]。

试验报告的统一标准(CONSORT)声明中有开展和报告随机对照试验的质量评判标准的制订和详细说明[5]。为了提高实用随机对照试验的质量,CONSORT 声明最近又出版了一个附录[7]。该附录包括一个表格描述了解释性和实用性试验之间的主要不同点(表2)。

表2 解释性和实用性试验的主要不同点

	解释性	实用性
问题	效能:干预措施起作用吗?	有效性:干预措施在日常实际工作中是否起作用?
环境	资源充足、条件受到严格控制	正常的临床或公共卫生实际工作中
受试者	有选择的。依从性差的受试者要么被定为阴性结果要么不被评估	很少或没有选择
干预措施	严格执行,其依从性受到严密监控	按日常工作要求灵活应用
结局	常常是短期的替代指标或过程衡量	和受试者、出资方、社区和卫生保健从业人员直接相关
和实际工作相关性	间接:很少将试验与日常环境中实施干预措施的决策需要相匹配	直接:在具体实施环境中干预措施的选择方面满足决策者需要

实用性随机对照试验单位的选择

随机化大概是实用性随机对照试验中最重要的元素。研究对象通过随机化过程被分配到各研究组中以避免因研究对象的选择造成的偏倚。按照惯例,研究对象被随机分配至各研究组。然而,如果随机化不可能或不能令人满意(比如干预措施是针对整个社区的),则可选用组(群)随机方法。个体随机更适用于解释性试验(见上)。

- **个体随机化**:参与研究的个体被随机分配或接受一种新的干预(如新的诊断方法或新的治疗/督导程序)或现有/替代干预措施。

- **群随机化**:参与者按群(或组)被随机分配。一个群可以有多种方式定义以符合特定研究的设计需求。举例,按照群大小的降序,包括:

行政区(一个群 = 在一个给定的卫生区域内接受卫生服务的所有患者)

列举区(一个群 = 普查列举区内的所有个体)

卫生单位(一个群 = 到一个特定卫生单位就诊的所有患者,根据研究需要,可以是一个卫生中心也可以是一个医院)

家庭(一个群 = 一个家庭内的所有成员)

时间定义(一个群 = 在给定时间内,如一周、两周、一个月或几个月,就诊的所有患者)一般用于当一种干预应用于在一定时间内卫生单位的所有就诊者,然后再交替转换作为比较的干预方法(所谓的"一周用,一周停"或"一月用,一月停")。

群随机比个体随机更适用于实用性试验。群随机设计能够捕获卫生系统效应(不管直接还是间接的),并且经常使用常规收集的数据。

干预性试验/研究中对照或者对比方法的分配选项

- **之前和之后设计**:这个设计不包括相对于干预组的一个单独的对照组。设计中所有参与者结局变量的数据都在基线阶段(干预前)收集,然后进行新方法的干预,最后在经过一段时间的随访之后（干预后）再次收集结局变量的数据：

群	干预前研究阶段——→	干预后研究阶段——→
1	对照	干预
2	对照	干预

在没有其他选择的情况下，这个设计能够提供关于一种干预可能效果的重要信息。但是，缺少同时进行的对照或比较组意味着干预前后发现的任何差异可能由于干预以外的其他因素造成。参与者作为自身对照，但是治疗（对照和干预）受到时间的混杂，常常导致这种设计的结果解释的不确定性。理想上来说，基线数据应该前瞻性收集，所以数据收集方法（以及数据质量）在干预前后应该一致。但是，历史性对照数据（因其他原因收集到的数据）也可以作为基线使用。

这是最弱的干预性设计。下面的设计包括同时进行的对照或比较方法，采用随机化，因此发现的干预效果更为稳健。

● **平行组设计**：同时随机将个体或群分配到干预组和对照组，同时两组收集结局变量的数据：

直接比较干预和对照组。如果使用群随机设计，群可以根据重要变量（如性别分布、人群大小、到卫生机构的距离等）匹配成对，然后再对内进行随机化。

群	研究阶段——→
1	干预
2	干预
3	对照
4	对照

● **交叉设计**：开始时将个体或群同时随机分配到干预和对照组，在研究初始阶段，两个组同时收集结局变量的数据。在初始阶段末，所有参与者交换治疗方法，接着在第二个研究阶段继续同时收集结局变量的数据：

这个设计相对平行组设计通常要求较少的参与者（较少的群）和一个较长的研究时间。还有一个重要的考虑是在交换时点的清洗时间，以便让第一研究阶段的任何效应不会被带到（影响）第二个研究阶段。

群	研究阶段——→	研究阶段——→
1	干预	对照
2	干预	对照
3	对照	干预
4	对照	干预

● **阶梯—楔入设计**[8]：这是交叉设计一个重要和有独创性的修正，在其他选择只有之前—之后研究设计时尤其有用。这个实用性随机对照试验设计是利用实施计划，某些地区或卫生机构较早引进的干预。理想情况是，地区或机构实施干预的顺序应该是随机化的。然后不断地对实施干预的机构地区与尚未实施干预的进行比较：

因为本质上这是个交叉设计，相对于平行组设计，阶梯楔入法一般也要求较少的群和较长的时间来完成。它的优点是干预的阶段性进入，同时可能出现非对照或非随机化操作，因此没有研究地区被剥夺使用新干预的权利，如果证明干预确有效果的话。

群	研究阶段				
	1	2	3	4	5
1	对照	干预	干预	干预	干预
2	对照	对照	干预	干预	干预
3	对照	对照	对照	干预	干预
4	对照	对照	对照	对照	干预

3. 定性方法

定性研究:旨在深度了解人们的态度、行为、价值观、关心、动机、愿望、文化或生活方式,以及这些行为产生的原因。有多种方法可以使用,包括深入的个体访谈、参与者观察和专题小组讨论直至饱和点(直到没有新观点提出)。定性研究通常在小而集中的样本中进行。深入的个体访谈的参与者通常在小于 100 个,一般是患者或服务使用者。一个专题小组讨论一般为一组 10 人左右,针对一个特定的话题给出一系列的观点。如果进行多个专题小组讨论,那么参与者可能超过100 人。关键被调查者访谈趋于关注服务提供者或政策制定者,使用深入访谈技术。这可能包括少于 10 人。

政策分析:即分析和综合用于临床和政策决策时证据和社会价值。定性研究方法很常用,既可以是回顾性也可以是前瞻性,包括关键信息提供者半结构化的深度访谈、重点人群、文件分析和实施过程评价。有时也叫做政策转化(或政策转化分析)。

现实性回顾:用于复杂的社会干预或项目的综合性研究设计模型,其基于新兴的"现实性"方法来进行评估。该方法提供解释性分析,告诉我们对谁、在什么情况下、在什么方面能够起作用和如何起作用[9]。

个案研究:系统性方法的详细描述,在充分理解内容和一般学习的经验教训之间达到平衡[10]。

4. 其他研究方法

公平性分析:这个方法在实施性研究领域中仍处于起步阶段。这个方法试图回答干预是否公平的问题:主要是,一种干预是否对所有人可及,尤其是穷人和易感者? 它包括收集患者的社会经济状况和他们在获取服务时的花费。这是一个定量的方法,观察性和干预性方法均可运用(见上)。

卫生系统分析:这个方法可获取某种给定干预的卫生系统需求。包括在基础建设、设施、人力资源、质量控制机制、供应链、采购和处理方面的需求。通常以经济学术语表示。产生的经济学变量是定量结果[11]。卫生系统分析在观察性研究中可以是描述性的,也可用于干预性研究,尤其是群随机试验中,可以是比较性的,如将某种干预和对照的卫生系统需求进行比较。

作图:指使用地理信息系统(GIS),用数字化电子地图阐明多个包含感兴趣信息的图层。如,可以使用地球卫星参考的个人数字化辅助电子设备,将卫生机构用点来标识在这些地图上。这类地图可以覆盖结核病防治规划相关的信息,如报告的结核病患者数、检测的痰标本等。

实施性建模:包括广泛的解决问题的技术和方法,来模拟最优或接近最优的复杂决策的解决方法。对于新干预方法的推广潜力和相对益处,以及节约的费用进行评估。使用决策分析建模可以对不同选项进行评价。更多细节的评价,如解决系统中瓶颈或障碍问题的策略探索可以使用供应链和建模软件(如 Witness)。[1]

传播性建模:模拟传播动力学(即感染如何播散)以找到疾病控制更好的策略。许多方法学研究手段可用于研究动力学,包括观察性研究和流行病学分析、数学建模和系统分析。

系统性评价:系统评价旨在确定、评价和综合所有符合预先设定的合格标准的经验性证据来回答给定的研究问题。进行系统评价的研究者使用明确的方法使偏倚最小化,以得到更可靠的结果,用于决策[12]。

Meta 分析:Meta 分析是整合多个独立研究结果的一种统计技术。Meta 分析能对经验性数据进行客观无偏倚的综合,评价纳入研究结果的一致性[12,13]。

样本量/统计把握度

出于伦理和实际的原因,完成研究目标所需的最优化的参加者数量,在研究开始之前就要估算出来。如果研究对象数量过少,重要的干预效果或风险因素可能检测不到,使患者不能得到有效地治疗或不能充分识别风险因素,这些都不利于实施针对性干预来降低疾病的发生率。如果研究样本量太大,某些研究对象可能会不必要地(甚至完全没有必要)暴露于风险因素或使用不好的干预措施治疗更长的时间。

以定性研究为主的方法则很少注意样本的大小,因为通常更重要的是有目的地选择个人样本,尽可能广范围地代表目标研究人群的意见 / 经验。然而,数据饱和原则通常被用来确保最佳数量的研究参与者(即在没有任何新的信息从研究对象处获得和(或)没有任何新的主题产生时,数据收集停

---

[1]　见:http://www.lanner.com

止）。这通常发生在访谈 10~20 个人（取决于访谈对象的异质性）后。同样，专题小组活动直到达到饱和：这些小组通常包括 6~10 个人，常按照一个或两个关键的人口统计学或健康相关因素（如年龄、性别、患者 / 疑似患者，是否使用抗病毒治疗）进行分组。

对于定量横断面研究 / 调查，样本量基于所要研究的患病率或者发病率的期望精度，或者两个变量之间关联的强度。本文所说的精度通常是指估计值的 95% 可信区间。这个可信区间的公式（和样本量的估计）随着研究设计的复杂而变得复杂[14]，但是广泛使用的 SUDAAN[1] 统计软件包能够为许多调查设计计算样本量。

对于比较性定量研究项目（包括队列研究、病例对照研究和人群随机对照试验），样本量主要基于主要结局变量的特征和研究关注的组间最小差异（如最低限度重要的效应值）。大多数研究设计和结局变量类型都有计算的数学公式[15-18]。网上还有许多软件包可供使用，有商业的也有免费共享的（品质上有较大的差异）。许多公式数学运算复杂，软件包的使用也比较难，因此通常建议寻求专业的统计协助。但是，在此之前，"临床试验样本量"[2] 这个网站值得浏览，它有很易读的样本量计算介绍，覆盖了大多数的简单情形，更重要的是，它还提供一个易用的图形式方法，初步估计样本量（近似值）。

对于所有类型的定量研究设计，如果抽样或随机化是以群为单位而不是以个体为单位，样本量计算的复杂性将显著增加，因为计算需要将群内关联（ICC）的近似大小纳入考虑；

---

[1]　见：http://rti.org/sudaan

[2]　见：http://www-users.york.ac.uk/~mb55/msc/trials/sampsz.htm

遗憾的是,很少有发表的研究报告他们的 ICC,所以先例罕见,典型的 ICC 在 0.001 和 0.100 之间,但是可能会更大。群设计需要计算最优化的群的数量和每个群中最优化的个体数量。这两个数字许多不同的组合能够给出相同水平的统计把握度,所以最后的决定通常是根据实际考虑而妥协。通常来说,群的数量多,每个群内个体数量少,群的数量少,每个群内个体数量多要才好[17]。这些设计有专业软件,但是应该在专业统计指导下使用。

统计分析方法

无论是调查、观察性对比研究或者干预研究,定量研究结果中的大部分信息,都可以用正确应用的简单的汇总统计方法和图表提取出来。对于更为复杂的统计分析,强烈建议研究者寻求专业统计帮助。

总的来说,相对正式的显著性检验,现在更多的关注放在 95% 可信区间的样本量估计上,虽然它们都在临床研究数据的评价中有重要的作用。

对于简单的横断面调查 / 研究,分析的第一步是试图给出整个研究样本的和重要亚组的主要结局变量的估计值(连续性变量的平均值、分类变量的比例、变量之间关联的相关系数)和 95% 可信区间。对于更加复杂的设计,亚组样本可能需要进行加权,比如,亚组用的抽样比例不同,这种情况下,需要专业的统计建议。变量的时间趋势,如病例发现率,可以用列联表分析,但是泊松回归模型方法通常更加敏感(如下)。

对于观察性队列研究,要报告每个风险暴露组中出现研究结局的人的比例。效应值可以很好地由比例的比值(相对危险度 / 风险比)或两个比例的差值(风险差)及他们 95% 的可信区间表示。分层分析、泊松回归模型和(或)对数——二项模型可以用来调整重要混杂因素影响。队列研究中还经常报告比值比,用 logistic 回归调整混杂因素;对于罕见病来说,比值比是相对危险度的合理估计,但对于其他疾病,比值比会夸大相对危险度(经常非常显著),这正如文献[19]中提到的:使用"Zhang 和 Yu"两学者建议的方法调整混杂因素会引入新的偏倚。

对于观察性病例对照研究,要报告病例和对照暴露于研究危险因素的比例。效应值只能用比值比(包括 95% 可信区间)来表示。对于队列研究,如果病例和对照不匹配,比值比估计值可以用标准非条件 logistic 回归方法调整重要混杂因素的影响。但是,如果病例和对照是匹配的,用条件 logistic 回归方法更合适(但是不是必需的),这更难计算,可能需要专业的统计帮助。

对于标准的干预实用性随机对照试验,研究个体已经被随机化,分析的方法简单明了。如果结局变量是连续的,且服从正态(高斯)分布,干预组间的平均值差异(及 95% 可信区间)能够最好的表示效应值;重要的混杂因素可以用标准的回归方法进行调整。如果结局变量是分类的,实用性随机对照试验可以被看做是一个风险因素的暴露经过随机处理的队列研究,可以使用同样的统计方法(风险比、风险差、比值比),标准的或 logistic 回归分析方法可用于调整重要混杂变量对效应值估计的影响。

标准的实用性随机对照试验假设不同个体对一种干预的反应是彼此独立的。而群随机设计的实用性随机对照试验,假设同一群组的参与者的反应是相关的(ICC),因此需要用ICC 对效应值进行调整。这增加了统计分析的复杂度,虽然两种类型实用性随机对照试验的主要统计和分析方法看起来很相似。当分析群随机的实用性随机对照试验时,需要专业统计帮助。

上述大部分统计方法都可以通过正确应用任何一个好的标准的统计软件包来实现,虽然在应用多元回归方法时,寻求专业的统计帮助来对研究假设进行诊断性检查是明智的。

现在许多统计软件包中都包含了更为复杂的统计方法,但是这些方法应该在专业统计帮助之下使用。详细的描述超出了本文的范畴,但是最常见的应用包括:

● 如果结局变量是到某一事件的时间(如出现症状到结核诊断的时间),使用精算方法和 Cox 回归;

● 如果结局变量是计数(如某一地区某月新结核病例的数量),使用泊松或负二项回归;

最后,定性研究需要内容分析和关键主题的描述。这应由在定性、社会科学研究中具有经验的研究者来完成,且必须在研究的一开始就介入。对于所有定量研究设计,如果数据在不同水平收集(如某些数据来自于个体参与者,其他数据来自于社区和(或)地区),需要使用多水平模型方法。这些分析方法比现今大多数统计软件包中的方法更为复杂,需要寻求专业统计的帮助。

参考文献

1. Lienhardt C and Cobelens F. Operational research for improved TB control: the scope, the needs and the way forward. *International Journal of Tuberculosis and Lung Disease*, 2011; 15(1): 6-13.

2. Zachariah R et al. Operational research in low-income countries: what, why, and how? *Lancet Infectious Diseases*, 2009; 9: 711-17.

3. Enarson DA, Kennedy SM and Miller DL. Choosing a research study design and selecting a population to study. *International Journal of Tuberculosis and Lung Disease*, 2004; 8 (9): 1151-6.

4. von Elm E et al (for the STROBE Initiative). The Strengthening the Reporting of Observational Studies in Epidemiology (STROBE) statement: guidelines for reporting observational studies. *Journal of Clinical Epidemiology*, 2008; 61 (4): 344-9.

5. Zwarenstein M et al. Improving the reporting of pragmatic trials: an extension of the CONSORT statement. *BMJ*, 2008; 337: a2390.

6. Thorpe KE, Zwarenstein M, Oxman AD, Treweek S, Furberg CD, Altman DG, et al. A pragmatic-explanatory continuum indicator summary (PRECIS): a tool to help trial designers. *J Clin Epidemiol.* 2009; 62 (5): 464-75.

7. *CONSORT statement.* London, CONSORT group, 2007. (http://www.consort-statement.org, accessed 7 January 2011).

8. Hussey MA and Hughes JP. Design and analysis of stepped wedge cluster randomized trials. *Contemporary Clinical Trials*, 2007; 28 (2): 182-91.

9. Pawson R, Greenhalgh T, Harvey G and Walshe K. Realist review: a new method of systematic review designed for complex policy interventions. *Journal of Health Service Research Policy*, 2005; 10 Suppl 1: 21-34.

10. Theobald S et al. Towards building equitable health systems in Sub-Saharan Africa: lessons from case studies on operational research. *Health Research Policy and Systems*, 2009; 7: 26.

11. Mann GH et al. The role of health economics research in implementation research for health systems strengthening. *International Journal of Tuberculosis and Lung Disease*, 2011; 15 (6): 715-21.

12. Menzies D. Systematic reviews and meta-analyses. *International Journal of Tuberculosis and Lung Disease*, 2011; 15 (5): 582-93.

13. Egger M and Smith GD. Meta-Analysis. Potentials and promise. *BMJ*, 1997; 315 (7119): 1371-4.

14. Bartlett JE II and Higgins C. Organizational research: Determining appropriate sample size for survey research. *Information Technology, Learning, and Performance Journal*, 2001; 19 (1): 43-50.

15. Donner A. Approaches to sample size estimation in the design of clinical trials: a review. *Statistics in Medicine*, 1984; 3 (3): 199-214.

16. Machin D CM, Fayers PM and Pinol A. *Sample Size Tables for Clinical Studies* (3rd *edition*). London, BMJ Books, 1997.

17. Hayes RJ and Bennett S. Simple sample size calculation for cluster-randomized trials. *International Journal of Epidemiology*, 1999; 28(2): 319-26.

18. Moulton LH et al. Statistical design of THRio: a phased implementation clinic-randomized study of a tuberculosis preventive therapy intervention. *Clinical Trials*, 2007; 4 (2): 190-9.

19. McNutt L-A, Wu C, Xue X, Hafner JP. Estimating the relative risk in cohort studies and clinical trials of common outcomes. *American Journal of Epidemiology*, 2003; 157 (10): 940-3.

附录 II

实施性研究优先考虑的几个方面相关的研究方法

备注:本附录中关于拟定项目的预计研究周期和预算等指标如下:

预计研究周期 / 研究的时间表
短期:6~18 个月
中期:18 个月 ~4 年
长期:4 年以上

预算:
低:<1 万美元
中等:1 万 ~25 万美元
高:25 万 ~1000 万美元(注意:诸如大型的多国参与的实用随机对照试验研究可以达到预算的上限)

1. 改善结核病服务的可及性、筛查和诊断

1.1 现状分析

目的： 找出当地不同人群（包括难以延伸到的人群）和特殊高危人群（比如疑似结核病患者、药物敏感结核病患者、复治患者、耐药结核病患者、HIV 感染者、儿童）中各种形式的结核病获得相关诊断服务的障碍。

设计说明：

a）审核现有的结核病防治规划登记本（疑似或慢性咳嗽患者登记本、实验室检查和治疗登记本）。

b）患者的横断面定性描述研究（包括评估就医行为、诊断延误等）。

c）绘出与人群特征（比如人口密度、社会经济因素等）相关的服务提供和可用性（比如卫生设施）以及诊断模式。

d）患者的成本核算研究

环境 / 研究人群： 从不同研究环境（农村、城镇、监狱、难民营等）的医疗卫生机构招募各种形式的结核病患者。

方法：

a）回顾性审核医疗卫生机构登记本，从疑似病例确认（慢性咳嗽或疑似结核病登记）到诊断标本递送（实验室登记）到开始治疗（治疗登记）追踪患者。

b）用定性研究的方法，明确经济、地域、社会文化和卫生体系相关的障碍。与患者相关的研究技术手段，包括通过结核病患病率调查确认有相关症状的患者，将包括运用关键事件叙述访谈技巧绘制出患者寻求诊断的路径、结构式访谈、重

点小组讨论、性别分析和案例研究等。患者每次就医花费的时间和金钱可以提供额外的有用信息。与社区人员以及医疗服务提供者进行关键的知情人访谈和重点小组讨论对补充、校正和验证从患者那里获得的发现非常重要。

c）在地理信息系统（GIS）上绘出医疗机构和提供的服务。

d）通过了解上述（a）部分描述的横断面研究确定的障碍，据此使用调查问卷进行成本调查。附录Ⅳ中有患者成本调查工具的例子（注意：这个调查工具既可以获取本部分相关的患者诊断成本也包括患者获得治疗的成本信息）。

预期结果：

a）估计诊断过程的不同阶段丢失的患者比例

b）列出不同的患者群体的就医障碍

c）用 GIS 地图展示患者、社区和服务之间的关系

d）与经济学相关的主要障碍

分析：

a）描述在某个具体时间段（比如 6 个月）每个登记环节登记的患者数和交叉检查重复登记数。记录未能从诊断的某个阶段进入下一个阶段的患者数。

b）评价患者就医路径，描述主要的问题及存在的障碍。

c）如有可能，在 GIS 地图上标出与其他数据，如结核病报告、人口密度和医疗卫生机构相关的贫穷指标。

d）分析每次结核病诊断患者的就医成本。可进一步分析患者诊断过程中主要成本种类的明细（如交通、食物和收费）。如有可能，还可以进一步将其分解为每次就医成本并比较就医成本和可用资产。

样本量计算指导：

a）对于登记的评审或审核无需正规的样本量计算，但粗

略的指导是分析大约 500 个疑似结核病患者的最终结果。要达到这一数量需要调查多少个月的登记信息取决于所选定机构的规模和检查量。

b）对于纯粹的定性研究也无需正规的样本量计算,通过常规的目的性抽样方法招募研究对象(即在目标人群中以尽可能广泛的意见 / 经验招募研究对象作为队列研究)直到达到饱和(即直到没有新的研究主题出现);这常发生在访谈 10~20 个研究对象后(取决于异质性)。与此类似,开展重点小组访谈直到饱和,典型的做法是包含 6~10 个研究个体,常常根据 1 或 2 个关键的人口学或者健康相关因素分组(比如年龄、性别、患者 / 疑似患者、是否使用抗病毒治疗等);通常每个层进行 3~4 个重点小组访谈后达到饱和。

c）GIS 绘制也无需正规的样本量计算。通常展示一个地区或者覆盖 50 万人口的区域。

d）对于成本估算的定量研究,常访谈至少 100~200 个患者。

预计时间 / 时间表:短期。

适合的规模:

a）当地。

b）到 d）当地、地区或者国家。

预算范围:

a）低。

b）到 d）总共:中

备注:作为现状分析的结果,应采取切实可行的措施解决发现的结核病诊断服务获得方面的障碍。如何选择新的措施,下文会提出建议的方法。

示例参考文献:[1-6]。

1.2 确定新的工作方案

目的:

a) 了解促进或阻碍现有诊断标准有效实施的因素。

b) 记录新的诊断技术或技术服务包的准确度。

c) 列出有可能实施的诊断方法或服务包的多种适宜选择。

d) 选择那些在国际或国家层面新的或改进的诊断方法,以进行下一步的预试验(参见 1.3 部分)。

设计:

a) 研究人员对当地经验(国家或地区)进行现况综述。

b) 系统综述新的诊断工具或方法(在国际层面的应用)。

c) 实施性和传播模型。

d) 在国际、国家或地区层面召开专家组评审会议(通报a)、b)和c)部分的研究结果)以检验与现行的国家或国际认可的诊断工具或方法相关的个体研究、系统性综述和现况综述结果。如果有可能,应纳入当地(全国或地区层面)开展的研究结果,以便能提出最适合地方实际情况的新方法。

环境 / 研究人群:国家结核病防治规划或地方学术组织,如与国际合作则更好。

方法:

a) 现况综述:综合结核病防治规划实施经验和 1.1 部分开展的现况分析获得的所有研究信息。

b) 系统综述:通常综合分析全球的证据,但某个国家可以就新的或者地方结核病规划中尚未被系统综述过的方法提出实施过程中的问题。这种情况下,这个国家可能希望与具有系统综述的专门知识的国际组织合作。

c) 实施性和传播模型:实施性模型可以用来模拟检验新的结核病规划中的方法、预测不同方法或者服务包需要的工作量对卫生体系可能的需求。如果和传播模型关联，还可以预测对结核病流行病学的影响。这有助于选择合理的工作方案以进行试点、分阶段实施和推广。

d）在国家或者国际层面召开专家组评审会议[1]以检验每个与现行国际或国家认可的诊断工具或方法相关的个体研究、系统性综述、现况综述以及模型产出（如果有）结果。如果有可能，应将在当地（国家或地区）进行的研究结果考虑在内以提出最适合当地实际情况的新的诊断方法或标准。

预期结果：

a）汇编从促进或阻碍现有诊断标准有效实施的因素中汲取的经验教训。

b）整合潜在的诊断技术或组合／服务包精确度相关的数据。

c）根据估算的资源需求（比如基础设施、人力资源、采购）以及可能的结核病传播流行病学的影响，提出若干适宜的诊断方法或服务包选项。

d）基于国际和国家认可的诊断工具或方法，循证阐明适合当地的新的规划方法（或诊断服务包）。理想情况是，这个方法要纳入到后面1.3部分的研究活动中。

分析：

a）现况综述：思考、灵活和深入分析定性和定量证据以解释在特定的条件和情况下复杂的干预是如何起作用的（或为什么会失败）。

b）系统综述：全面综述已发表和未发表的材料，进行

---

[1] 在国际层面，WHO结核病战略和咨询小组（STAG-TB）提供新工具和方法技术认可和指南

meta 分析和综合。

　　c）实施性模型：用软件（如 witness）或模型技术构建国家层面的卫生体系模型并检验不同的诊断技术（或服务包）或者标准。

　　d）国家或地区专家组会议：在国际层面（如 WHO）召开会议典型的做法是用"评估、开发和评价体系推荐分级标准"方法制订循证指南[1]。对于某些地域较大或一个地区有多个国家而言，召开国家级的或地区级的会议也许是比较合适的。

　　样本量计算指导：

　　对于用上述方法综合现有的证据，无需标准的样本量计算。

　　预计时间 / 时间表：从 a）到 d）都是短期。

　　适宜的规模：从 a）到 d）：地方、国家、国际。

　　预算范围：从 a）到 d）中等。

　　备注：基于上述流程，国际组织（如 WHO）可以制订包括新的诊断工具或方法的新的诊断标准。包括如：

　　● 制订改进的艾滋病低、中、高流行区有条件或无条件进行胸部 X 线（数字或传统）检查的涂阴结核病临床标准。

　　● 确定不同情况下耐多药结核病特定的危险因素，可以用来推断鉴定疑似耐多药病例和确定耐多药结核病高危人群。

　　另一个近期的例子在 WHO 认可新的全自动核酸扩增检测、Xpert/RIF 系统诊断技术之后制订的新的诊断标准；作为推广使用这些新的诊断工具路线图的一部分，这些标准需要在不同的环境下测试和验证（参见下文 1.3 部分）。

---

[1]　参见：http://www.gradeworkinggroup.org

示例参考文献:[7-10]

1.3　新的诊断工具或服务包在不同环境下的预试验

1.3.1　通过现有的诊断服务（常规的医疗服务提供）

目的：

a）在某一国家卫生保健体系内利用现有的资源优化新的诊断工具或工具包（前述 1.2 部分确定）的实施。

b）确定需要哪些资源实现平等获取诊断服务并优化患者诊断和效果。

设计说明：

a）实施性和传播模型：如果已有足够的关于新的检测或方法相关的准确度、卫生系统需求、患者的效果和成本等实施性研究特征的数据，就可能预测出指定国家环境下最好的选择，而无需进行完整的实用性随机对照试验（见下文）。某些情况下，通过 1.2 部分就可以实现（见上文）。

b）实用性随机对照试验（整群）[1]：如果精确度的数据已经足够，但实施性需求、患者的效果和成本等相关数据不足，可能适合开展实用性随机对照试验对选择的检测方法或服务包和现有的或备选服务包进行比较。简而言之，可以通过附录Ⅰ中的"之前之后"设计实现，但观察与随机并行非常重要，以使偏倚和混杂最小化，进而获得有力的实施效果证据以指导下一阶段的推广。运用阶梯楔形设计，实用性随机对照试验（整群）也可以用于推广或分阶段实施的一部分。

环境 / 研究的人群 / 数据来源

a）国家卫生系统数据、预计的运行特征、诊断效果。

---

[1]　在这里已经附录的后续部分，PRCT（群随机）指采用群设计而非个体随机的实用性随机对照试验

　　b）在卫生系统内部,通过实施性模型预测在不同的流行病学状况(比如耐多药结核病患病率的高或低、艾滋病流行情况的高或低、人口密度高低、城市／乡村等)下的最佳水平。

　　方法:招募受试对象(入组标准);干预措施(适宜的)

　　a）实施性和传播模型(如1.2所述)

　　b）实用性随机对照试验(整群)如前和附录Ⅰ所述。群可以是整个医疗单位(如医院或卫生中心)或整个卫生区划,取决于新的诊断标准分阶段推广程度。比如说,如果一个简单的即时检测需要在卫生中心开展,那么卫生中心就是比较合适的随机抽样单位。然而,如果诊断标准包括在卫生中心层面开展一个新的即时诊断技术和一个在地区层面以实验室为基础的诊断机器,这时,地区就是一个合适的随机抽样单位。

　　预期结果:

　　a）预估干预措施的有效性和可能的卫生体系需求。

　　b）获得与有效性、平等获取服务、以及患者与服务提供方的可接受度和可能的卫生体系需求的直接证据。

　　分析:

　　a）比较一种新的干预措施不同的组合,或者比较一个计划的干预措施和现有体系,在选择的结果指标方面的可能影响(比如开始和完成治疗的患者数量、实验室的工作人员数量等)。效果评估框架(IAF)(附录Ⅲ)可以用作检查清单以生成相关的一系列结果指标。

　　b）将来源于新的诊断标准或服务包和现行的诊断标准或服务包的选定结果指标进行直接比较。同样,IAF也可以用作现场实用性随机对照试验(整群)实施之前的检查列表以生成相关的一系列结果指标。

样本量计算指导:

样本量由首要结果指标的性质和检测的效应大小来决定[11],以及是否随机抽取单个受试者或群体[12]。样本量计算还与阶梯楔形设计有所不同[13]。附录Ⅰ对这些方法进行了概述。

预计时间/时间表:

a)短期

b)中期

适合的规模:

a)当地或者国家

b)地区、国家或国际

预算范围:

a)低或中

b)高

示例参考文献:[14-16]。

1.3.2 通过结核病患者主动发现病例 [1]

a)制订和评价结核病患者主动发现(ACF)方法:

目的:明确不同情况下最有效的、最经济的结核病患者主动发现的方法。

设计:有几种可行的方法,从比较简单到较为复杂的都有,且彼此并不排斥。

(ⅰ)对已经发表的有关社区和目标人群中患者主动发现的研究进行综述。

(ⅱ)对于未诊断的结核病,进行"快速调查"或者更加正式的患病率调查(对主动病例发现可能带来的影响进行评

---

[1] 附录Ⅴ中有关于主动发现病例的背景和资源及其对结核病发病率的影响。

估)[17-20]。理想的情况下,同时评估患者主动发现能否有效地通过估计危险因素的人群归因分数显示单独的危险因素(例如年龄、艾滋病感染状况、糖尿病等)。可以选择目标人群考虑进行患者主动发现,或者一般人群的随机整群抽样[21],从而获得更普遍性的结果。

(ⅲ)在数个已知结核发病率或患病率高的高危人群和社区中开展前瞻性观察(一种 ACF 策略)或者对比研究(两种不同的 ACF 策略)。

(ⅳ)更加详尽的研究(整群随机试验)将提供质量更佳的证据,但需要相当多的资源,应尽可能先进行试点研究(如ⅱ中所述)。整群随机试验要求大量的计划和数据分析,但能够被务实地执行(通过社区工作者的常规服务),也是至今为止针对感染性疾病最佳的病例发现干预设计(因为有能够通过减少传播率获取间接收益的作用)。然而在长期干预中,发现的病例数量并不能提供合适的结束点,因为一个高度成功的干预会导致新发病例下降。整群随机试验的例子包括城区和城郊的参考文献[22-24]。

(ⅴ)大部分关于患者主动发现影响的问题并不是通过个体随机试验解决的(因为个体诊断结核病会预防结核病传播,从而使他人受益)。然而,这类试验也许能为早期发现病例从而降低死亡率提供依据[25]。

环境/研究人群:高风险社区,例如已知的结核病高报告率和(或)难以干预的高密度人口城市社区。

方法:横断面调查,包括或不包括随机抽样(采用卫星地图、社区卫生工作者覆盖地区和普查数据来提供采样范围),干预性研究分析,理想情况下与定性研究结合,需要分析病例的累计数量,理想情况下包括在同时期同一人群中通过常规卫生服务诊断的病例。

预期结果：预估的有结核病症状的未诊断病例患病率、患者诊断率、成本 - 效益（通过计算发现每个病例的花费）和数量（每 1000 人中的病例数、在固定时间内通过患者主动发现和常规服务发现的病例百分比）。患者发现数可以用"发现一例患者所需要筛检的人数（NNS）"来说明。

分析：横断面分析（如果采用了整群抽样或家庭抽样，需要根据设计影响作调整）、根据人群规模调整后的患者主动发现累计发现结核病患者数量、经济分析（成本 - 收益和成本 - 效果）。

预计时间 / 时间表：中期

适合的规模：国家层面以下；单一确定环境（例如贫民窟、监狱）

预算范围：从低到高，根据选择的途径和研究设计而定。

示例参考文献：[17-25]。

b）评估持续性的患者主动发现对于结核病发病率的效果：

衡量所选择以及持续性实施的患者主动发现策略对结核病发病率的影响，对于长期结核病控制策略是非常关键的。在确诊前减少症状持续时间（患者延误），大量通过患者主动发现确诊的结核病病例，以及整个社区结核确诊总数的增加（主动和常规），都可以显示初步的成功。然而，一过性的干预将不会对结核病控制产生持久的影响，所以长期的成功就需要持续干预。因此，在最初的病例高峰（对应改进的病例发现）之后，目标就是通过患者主动发现加上常规服务，使确诊的结核病病例总数逐步减少。患者主动发现数量的减少意味着成功的结核病控制措施或者实施 / 干预失败，所以确保干预的实施得到监督以及总体病例报告趋势计算可靠,是非常重要的。此外,一种"之前 - 之后"的未诊断结核病评价方法也能被用于评价对结核病发病率的影响。

目的:明确持续性的患者主动发现干预的影响。

设计:

(ⅰ)分析结核病控制登记数据,以便审查总体结核病病例报告率的趋势。

(ⅱ)横断面患病率调查(在患者主动发现实施前后)以评价社区内未诊断结核病的趋势。

环境/研究人群:正在持续实施患者主动发现干预的社区。

方法:

(1)结核病例报告趋势结合评价,用以确认趋势能够代替成为结核病发病率指标。

(2)未诊断结核病病例的"之前 - 之后"干预横断面调查,以期在干预过程中获得明显地下降。

预期结果:患者主动发现干预对结核病控制的影响力评价(病例报告或者未诊断病例患病率)

分析:结核病例报告率的时间趋势分析(结合患者主动发现和常规服务),或者横断面"之前 - 之后"患病率调查方法,对混杂因素(包括年龄、性别、艾滋病感染或其他当地重要的结核病个体危险因素,以及类似房屋拥挤之类的因素)进行调整。对持续性患者主动发现项目的实施进行过程评价。

样本量计算指导:(ⅱ)中的样本量会非常大,且高度取决于基线发病率。如果使用一个已经被用于结核病监测和评价的单位(例如一个地区),会为结果评价提供便利。

预计时间/时间表:中期至长期——需要嵌入正在进行的患者主动发现干预中。

适合的规模:国家层面以下。

预算范围:患者主动发现干预成本将决定总体的预算。额外的时间趋势评估花费较低;未诊断结核病的前 - 后调查费用较高。

示例参考文献:[26]。

1.4　评估推广一种新的诊断工具或服务包的影响

1.4.1　对推广预期的影响和意义进行建模

目的:

a)从卫生系统、患者、社会角度,对将要推广的如上述1.3 中提及的新诊断或者干预包(包括患者主动发现方法),进行建模并预测实施需求、全部经济成本、以及临床和流行病学的效果。

b)对一种新的干预或者方法(例如在章节 1.3 中试点的)和其他国际上已经存在的,或者短期、中期可以采用的干预措施进行对比,并进行批判性评价。

设计:

a)实施性和传播性建模。

b)基于诊断路径前期阶段新的干预方法的已有数据,采用实施性和传播性建模。

环境 / 研究人群:

a)地区或者国家医疗机构新诊断工具或者干预包针对的目标人群。

b)类似于 a),对其他替代诊断干预选项进行评价。

方法:

a)采用之前已描述和定义的传播和实施性模型,但是采用已在章节 1.3 中应用的试验方法获取的实际数据。

b)类似于 a),采用替代诊断干预措施的现有数据。

预期结果：

a）预测实施需求、花费以及对结核病传播的预期影响。

b）促使决策在政策和实践方面被采纳。

分析：

a）实施性和预测性建模以及卫生经济学预测。

b）对照其他诊断方法（包括还在早期开发和尚未被WHO认可）的现有信息和当前正在考虑采用的检测方法（注：可能是通过如章节1.3描述的检测方法最近已经在试验中，并且计划在全国推广）。

样本量计算指导：

a）不适用。需要章节1.3中实施性研究和示范性研究获取的原始数据。

b）同a）。

预计时间 / 时间表： a）和 b）：短期。

合适的规模： a）和 b）国家或国际。

预算范围： a）和 b）中。

示例参考文献： [27-29]

1.4.2　评价一种新的检测或诊断服务包的影响

目的： 记录一种即将推广的新干预措施或服务包的效果。

设计： 审核国家结核病规划的诊断和治疗登记本，检查在新的诊断干预推广前、后开始治疗和获得良好的治疗效果的患者数。

环境 / 研究人群： 完整的全国性数据集。

方法： 队列分析：比较在新的诊断干预措施推广前、后的病例发现（主要为患者报告，但可能的话采用患者发现率）和治疗结果指标。

预期结果： 病例发现评价（主要为患者报告，可能的话采

用患者发现率）及治疗结果指标和预期值的对比（参考章节
1.4.1）。

分析：比较干预前、后患者队列。

样本量计算指导：如果原始电子版数据存在，可以将实施
前至少一年的全国性数据库与至少一年后的作对比。否则，
从至少 10% 的诊断和治疗中心随机选择登记本，但是仍然要
对比实施前、后至少一年的数据。这与通常的规划评估非常
类似。

预计时间 / 时间表：短期

适合的规模：国家或者国际

预算范围：中

表 3　概要

目的	方法	预期结果	预计时间	适宜规模	预算范围
1.1　现况分析					
明确当地获得结核病诊断的障碍	a) 审核和回顾性检查	估计脱落的患者比例	短期	当地	低
	b) 定性研究	列出障碍清单		当地、区域或国家	中
	c) 绘制机构的地图	GIS 地图		当地、区域或国家	中
	d) 费用调查	经济学障碍		当地、区域或国家	中
1.2　确定新的规划方法					
a) 了解促进或阻得现有诊断标准准有效实施的因素	a) 现实性回顾	获取经验	短期	当地、国家或国际	中
b) 记录新的诊断技术或技术服务包的准确度	b) 系统性回顾	合成数据			
c) 列出有可能实施的诊断方法或服务包的若干适宜	c) 建立实施和传播模型	数个合适的诊断途径或诊断包,			

续表

目的	方法	预期结果	预计时间	适宜规模	预算范围
选择		估计需要的资源			
d) 选择国际或国家层面新的或改进的诊断试验进行预试验	d) 全国性或国际层面专家组评审会议	当地循证性工作方案			
1.3　在不同环境中试点实施新的诊断工具（包）					
1.3.1　通过现有的诊断服务					
a) 优化实施新的诊断工具（包）	a) 建立实施和传播模型	预测有效性和卫生系统需求	短期	当地或国家	低或中
b) 决定所需的资源	b) 实用性整群随机对照试验	关于有效性、获得的公平性、可接受性和卫生系统需求的直接证据	中期	地区、全国或国际	高

119

目的	方法	预期结果	预计时间	适宜规模	预算范围
1.3.2　通过结核病患者主动发现（ACF）					
a) 确定在不同环境中最有效、最能承受的患者主动发现途径	a) 横断面调查，干预性研究分析（包括定性研究）	未诊断的有症状结核病的估计患病率、病例诊断率、成本-效益和产出	中期	国家层面以下	低至高
b) 确定持续性患者主动发现干预的影响	b) 结核病病例报告的趋势和干预前后的横断面调查	评估者主动发现干预对结核病控制面的影响	中至长期	国家层面以下	低至高
1.4　评价推广一种新的诊断或新诊断服务包的影响					
1.4.1　建立推广的预期影响和意义模型					
a) 预测实施需求，包括花费和对传播的影响	a) 模拟和建立传播模型	预测实施需求，包括花费和对传播的影响	短期	国家或国际	中等

续表

目的	方法	预期结果	预计时间	适宜规模	预算范围
b）和其他干预对比，批判性评价一种新干预或标准	b）参照 a），采用现有关于其他干预的诊断干预选择的数据	为政策和实践的决策提供便利			
1.4.2　评估一种新检验或检验服务包的影响					
记录推广的影响	队列分析	评价病例发现和治疗结果指标	短期	国家或国际	中等

2. 与所有结核病诊疗与控制的服务提供者发展可持续的协作关系

2.1 改善和推广现有方法以吸纳所有卫生提供者

目的:开发并推广不同的循证公私机构合作(PPM)模型和途径,包括成功、失败原因的背景分析以及创造优质服务需求的机制。

设计说明:

a)现实性回顾可以提供更多的证据,证明在完成公私机构合作目标和(或)实现扩大规模(国际性)的过程中,不同公私机构合作模型的成功(或失败)因素。

b)案例研究以描述不同模型的推广是如何以及为何实现/未实现的。

环境/研究人群:

对于现实性回顾,研究环境是公私机构合作项目。

方法:

a)现实性回顾:综合详细记录各种公私机构合作项目的实施和结果的同行评审文献、国家级报告和其他文件。证据基础会通过下面列出的国家层面研究进行扩展。

b)案例研究描述已经实施的公私机构合作模型种类,以及参与者信息;项目的花费;取得的成功和遇到的挑战,以及推广时的具体经验。结核病登记本上的规划数据将有助于量化项目的有效性,但也需要定性方法(例如:对全国结核病防治规划管理者、协调中心以及公私部门的合作伙伴进行关键人物访谈;焦点小组讨论或与患者进行单独访谈)。

预期结果：对不同类型的公私机构合作有更广泛地认识，了解导致成功（需要做到的）和失败的因素（需要避免的）。

分析：

a. 证据综合（例如：与遏制结核病合作伙伴组织中公私机构合作分组成员合作）。

b. 按主题分析案例研究（例如：在病例发现、诊断、治疗、DOT 中使用私营机构；公私机构合作项目管理；质量保证；培训；获取医疗的相关问题等）。

样本量计算指导：不适用

预计时间 / 时间表：短期

适合的规模：国际；国家 / 省

预算范围：中

备注：纳入目标的咨询领域包括：ⅰ）评估不同医疗服务提供者的促进和激励因素；ⅱ）评估推广的不同资助机制；ⅲ）明确适合当地的推广途径，包括 PPM/PAL 整合；ⅳ）评估创造优质服务需求的机制；ⅴ）如果有意推广，应采用国际结核病医疗标准作为标杆，评估结核病诊疗与控制的质量。

示例参考文献：[7,30]

2.2　衡量不同服务提供者小组对结核病诊疗与控制的贡献。

2.2.1　不同卫生服务提供者小组对结核病控制的贡献

目的：评价不同的卫生服务提供者小组对结核病控制的贡献。

设计：对已经存在的数据资源进行时间序列或横断面分析，包括：慢性咳嗽、门诊或其他公立、私立机构转诊登记信息（服务提供者类别）以及实验室和结核病患者登记本、结核病患病率调查数据库。

环境:结核病转诊中心,诊断和治疗登记点;国家结核病防治规划记录数据库(如果足够详细)。

方法:服务使用方和提供方调查;药品销售调查;药品企业信息分析;登记审核,回顾现有结核病患病率调查数据,可以提示患者从哪种服务提供方接受诊断以及结核病治疗。

预期结果:了解不同种类的卫生服务提供者对患者发现指标和治疗结果的相对贡献大小。

分析:

a)描述不同类型的卫生服务提供者治疗护理的患者相对数。

b)对来源于不同类型卫生服务提供者或由其护理的患者组进行队列分析。

样本量计算指导:全人群研究(即:100%的患者数据,已经在一个指定区域实施并记录,或在固定的时间段内(例如1年)的患病率调查)。

预计时间/时间表:短期。

适合的规模:国家

预算范围:低

示例参考文献:(至今未发现)

2.2.2　不同卫生服务提供者为难以延伸到的群体改善医疗服务可及性的能力

目的:

a)评价不同卫生服务提供者为难以延伸到的群体改善服务可及性、病例发现和治疗结果的能力,并减少诊断延迟和管理成本。

b)了解推广所需的资源。

设计：

a）对不同类型卫生服务提供者患者发现或者登记治疗进行前瞻性队列研究。

b）对患者和卫生服务提供者的成本进行经济学研究。

环境／研究人群：

通过不同类型的卫生服务提供者（公立、私立、盈利和非盈利、正式和非正式的）获取结核病诊疗服务的患者。

方法：

a）对实验室和结核病患者登记本上的患者（如果有，还包括慢性咳嗽登记本）进行随访，以评估不同诊疗阶段失访情况以及不同类型卫生服务提供者的治疗结果。

b）通过患者调查问卷，在患者治疗强化期（为了确保关于转诊和诊断过程的回忆）使用成本工具（在附录Ⅳ中描述）进行公平性评估，理想情况下随访至治疗结束。这些将提供社会经济学状况、就医途径、选择服务提供者的成本和收益的数据。涉及各种类型的提供者的资源需求评价研究，可以适用于扩大 PPM 活动规模费用的经济学模型。

预期结果：

a）记录不同提供者为难以延伸到的患者（例如：贫穷人群、其他特性的弱势人群或获取服务面临障碍的人群）改善医疗服务可及性的程度。

b）记录难以延伸到的人群和不同卫生服务提供者改善服务可及性所需要的资源。

分析：

a）对于队列研究，分析包括了根据服务提供者类型分解的各种治疗结果估算（95% 可信区间），组间比较的显著性检验。

b）成本—效果分析，比较国家结核病防治规划／公共卫生系统在纳入不同类型卫生服务提供者时所使用的资源;评价患者通过不同类型卫生服务提供者寻求医护服务的途径和评估患者在就医过程中的花费。

样本量计算指导:病例报告发现的数据来源于登记本,且包含所有相关期间内在干预和对照区域的病例。对于患者花费的样本量,每种服务提供者 100~200 人常常足够(取决于人群的同质性)。

预计时间 / 时间表:短期

适合的规模:国家 / 当地

预算范围:中

示例参考文献:[5,31]

2.3　鼓励尚未参与的卫生服务提供者的加入

这个研究可以在两个连续步骤中进行:

2.3.1　评估涉及尚未参与的卫生服务提供者参与的可能模式和途径

设计:

a)通过文献或者现实综述,学习其他国家与更大范围服务提供者合作的经验。从本章 2.1 列举的不同途径的结果中学习(参考上述章节 2.1 的方法、花费等)。

b)国家层面的专家组会议讨论 a)中的与当地经验有关的结果,并且提出合理的途径吸引更多服务提供者群体或类型。

预期结果:未参与的服务提供者类型的优先等级排名清单,见 2.3.2。

2.3.2　评估新的卫生服务提供者模式的有效性

目的:

a)寻找潜在的、新的可及和有效卫生服务的提供者。

b)评估与新的卫生服务提供者有关合作关系的有效性。

设计：

a）从主要利益相关者集思广益，利用 GIS 绘制新的服务提供者分布。

b）实施研究；潜在的实用性随机对照研究（整群）。

环境/研究人群：通过挑选出的新服务提供者获取结核病医疗服务的人群组和直接获取公共服务的人群。

方法：

a）将尚未参与的服务提供者进行绘图，例如非正式的提供者、或大型员工队伍或者其他组织的雇主。绘图可以是使用 GIS 工具的精确过程，也可以不那么精准，与主要利益相关者头脑风暴来思考潜在的服务提供者并且大致标记它们可能的地理位置。

b）实用性随机对照研究（整群），在改变后的常规情况下，评估卫生保健体系改变有效性的程度。如附录Ⅰ所指出的，这个情况下的实用性随机对照研究（整群）设计也许需要专业的统计和流行病学投入[32]。然而，卫生服务提供者可能被随机分配到不接受新方法的研究组中，如果他们不愿意参与，就应该从实际考虑，使用单个或多个整群的"之前之后"设计（参考附录Ⅰ）的选项——但是应当仔细考虑没有同期对照的缺陷并同参与的卫生服务提供者进行讨论。

预期结果：

a）汇集潜在的其他服务提供者。

b）关于新服务提供者在病例发现指标（例如病例报告、病例转诊率）和治疗结果衡量（治疗成功率、死亡率等）的有效性信息；以及服务的成本影响。

分析：

a）用绘图方法分析差距。

b）通过新服务提供者获得结核病诊疗的人群组和直接获取公共服务的人群组，衡量两组的病例发现指标和治疗结果。然后，对国家结核病防治规划／公共卫生系统吸引不同类型服务提供者使用的资源实施成本－效益分析和比较；评价患者通过不同类型服务提供者的求医途径，以及评估患者在此过程中的花费。

样本量计算指导：

a）对于定性研究和绘图，实施访谈和重点小组讨论直到饱和点。

b）对于操作性研究，包括实用性随机对照研究（整群）—参考之前的章节。

c）对于实用性随机对照研究（整群）或者"之前－之后"设计，比较患者花费一般需要每组至少 100 例病例／受访者（一个组可以是包含新参与的服务提供者的区域而另一组不包含）。这一般只是每个研究组的参与者总数的一部分。

预计时间／时间表：短期至中期

适合的规模：国家／当地

预算范围：中

示例参考文献：[33]

2.4　鼓励非公立部门参与耐多药结核病（MDR-TB）管理和结核病／艾滋病协作活动

目的：通过确定潜在的卫生服务提供者，能提供可及和有效的 MDR-TB 和结核病／艾滋病管理服务，提出不同模式和途径的证据基础；并评估公私机构合作（PPM）对 MDR-TB 和结核病／艾滋病管理模式的有效性。

设计：

a）现实回顾（国际层面或者国家级和国际合作）。

b）观察性队列研究；潜在的实用性随机对照试验（整群）。

环境／研究人群：

对于现实回顾，研究人群是公私机构合作项目。

对于队列研究，研究人群是研究地区实施前、后的耐多药结核病患者或者结核分枝杆菌／艾滋病毒双重感染病例。

方法：

a）章节 2.1 中的现实回顾（参考上文）可被用于评估哪些卫生服务提供者最适合纳入开展 MDR-TB 或者结核病／艾滋病公私机构合作项目。不同于公私机构合作项目考虑的已报道的挑战，与 MDR-TB 或结核病／艾滋病服务提供相关的具体挑战也应该纳入考虑。

b）实施队列研究将遵照先前章节描述的方法（具体参考章节 2.3）并应包含患者和卫生系统的成本评估。队列由临床状态（例如 MDR-TB 或者结核分枝杆菌／艾滋病毒双重感染）和服务提供者类型决定。

预期结果：

a）适宜 MDR-TB 或者结核病／艾滋病双重感染管理的潜在公私机构合作模式汇编，同时包括关键促进因素。

b）关于新服务提供者在病例发现指标（如病例报告、病例转诊率等）和治疗结果衡量（治疗成功率、死亡率等）的有效性信息。

分析：

a）当评价是否适用于结核病／艾滋病或者 MDR-TB 管理时，抓住现有公私机构合作模式成功或不足的关键点。

b）病例发现指标和治疗结果衡量的描述性统计学以及 95% 可信区间，患者和服务提供者之间合适的比较率（例如：简单组对比使用 Fisher 精确检验，重要混杂因素采用线性回归分析进行校正);成本—效果分析。

样本量计算指导:

a) 不适用

b) 对于操作性研究,包括实用性随机对照试验(整群)—参考之前的章节。

对于实用性随机对照试验(整群)或者"之前之后"设计,比较患者花费一般需要每组至少 100 例病例 / 受访者(一个组可以是包含新参与的服务提供者的区域而另一组不包含)。这一般只是每个研究组的参与者总数的一部分。

预计时间 / 时间表:短期至中期

适合的规模:国家 / 当地

预算范围:中

示例参考文献:[33]

2.5　开发和评估各类服务提供者在结核病诊疗与控制中参与度改变的反应

目的:明确和评估保证私营部门理性使用新诊断方法和新药物的途径。

设计:现实回顾 / 评价;定性研究。

环境 / 研究人群:服务提供者,药物生产商 / 分销商。

方法:方法包括结构化的评价现有途径;定性研究以更好地了解服务提供者的实际操作;"神秘客户"调查[1]以评估不适宜技巧的使用;匿名私人服务提供者样本的成本效果研究。

预期结果:促进私营部门合理使用适宜的诊断技术和药物。

分析:个体研究的证据综合、成本效果分析;来自于神秘

---

[1]　"神秘客户"调查是调查人员将自己扮成疑似结核病患者并求医以评估服务提供方的服务质量。

客户调查的诊疗质量分析。

样本量计算指导:对于定性研究,关键访谈人物、焦点小组和神秘顾客提供的信息达到饱和时的样本数量(通常20~30 个访谈);对于成本效果研究,访谈的服务提供者数量取决于提供的服务范围,但是对于在相似层次的相同类型服务提供者,访谈 4~6 个应该足够。

预计时间 / 时间表:短期

适合的规模:当地、国家和国际

预算范围:大多数为低

注意:该部分涉及的研究较难全面地实施,因为被调查方有可能不愿意分享商业敏感的信息和揭示有质量问题的操作过程。社会营销机构(例如国际人口服务组织)[1]已经开发有不错的私营服务提供者诊疗的质量评价技术,因此能够对该领域提供支持。确定问题的规模将会是一个特别的挑战,也许需要与诊断产品和药物销售商、公司代表或当地药剂师讨论诊断工具和药品的销售,从而进行一些预测。

示例参考文献:(参考脚注)

2.6　鼓励引进新的监管方法,便于服务提供者合作

2.6.1　制订一种循证监管方法,包括成功 / 失败原因的情境分析

设计:现实回顾。

环境 / 研究人群:国家监管和执法机构。

方法:包括通过现实回顾,结构性评估现有的方案(例如强制结核病病例报告、认证和认可);定性研究以更好地了解服务提供者的实际情况。从别国或者本国其他部门(例如:农

---

[1]　参见:http://www.psi.org

业部控制杀虫剂使用)经验中可以汲取教训。

预期结果:当前 a)在当地运行以及 b)在其他环境有效的监管方法的详细目录。

分析:分析不同监管方法的益处、实施和执行相关方法的挑战和花费。

样本量计算指导:不适用

预计时间 / 时间表:中期

适合的规模:国际和国家

预算范围:中

注释:应该充分关注其他国家或部门支持或阻碍监管成功实施的情境因素。

2.6.2　开发适合当地的监管方法

设计:定性、咨询研究。

环境 / 研究人群:监管机构、执法机构和服务提供者。

方法:定性研究以了解服务提供者的操作,包括参与者观察,从而了解实际情况以及配合监管的意愿;政策分析以评估州(省)/其他地区鼓励和保证监管依从性的能力。

预期结果:可强制执行的、能够改善医疗质量和公共卫生结果的规定。

分析:政治、社会、文化和法律方面。

样本量计算指导:不适用

预计时间 / 时间表:中期

适合的规模:国家

预算范围:中

注释:当在国家范围内实施监管时,可以试点不同的执行方案。

表 4 概要

目的	方法	预期结果	预计时间	适宜规模	预算范围
2.1 改进和推广现有方法以吸引所有卫生服务提供者					
开发一种新的循证公私机构合作模型,并且明确导致公私机构合作成功/失败的因素	a) 现实回顾	拓展关于不同公私机构合作模型的知识,并且了解导致成功或失败的因素	短期	国际、国家/省	中
	b) 案例分析				
2.2 衡量不同服务提供者小组对结核病核诊疗与控制的贡献					
2.2.1 评价不同服务提供者对结核病控制的贡献					
评价不同医疗服务提供者的贡献	调查,回顾现有数据	了解不同医疗提供者的贡献	短期	国家	低
2.2.2 不同卫生提供者为难以延伸到的群体改善医疗服务可及性的能力					
a) 评估不同卫生提供者改善服务可及性的能力	a) 前瞻性队列研究	记录不同卫生提供者为难以延伸到的患者改善服务的程度	短期	当地、国家	中

133

续表

目的	方法	预期结果	预计时间	适宜规模	预算范围
b) 了解推广所需要的资源	b) 成本调查问卷	记录难以延伸到的人群和不同卫生提供者提升可及性所需要的资源			
2.3 鼓励尚未参与的服务提供者的投入					
2.3.1 评估涉及尚未参与的服务提供者的潜在模型和途径					
评估涉及尚未参与的服务提供者的潜在模型和途径	a) 文献综述或实现实回顾	对未参与的服务提供者进行优先排序	短期至中期	国家	中
	b) 专家组会议				
2.3.2 评估涉及新服务模型提供者的有效性					
a) 定位潜在的新服务提供者	a) 与重要利益相关者进行集思广益、用 GIS 绘制新的服务提供者的位置	汇集潜在的新服务提供者	短期至中期	当地、国家	中

续表

目的	方法	预期结果	预计时间	适宜规模	预算范围
b) 评估涉及新服务提供者合作关系的有效性	b) 实用整群随机对照试验	新服务提供者的有效性			
2.4 鼓励非公立部门参与多药耐药结核病管理和结核病 / 艾滋病协作活动					
a) 明确潜在的非公立服务提供者	a) 现实回顾	适宜的 MDR-TB 或 TB/HIV 双重感染管理的潜在公私机构合作模型汇编，包括关键促进因素	短期至中期	当地, 国家	中
b) 评估公私机构合作有效性	b) 观察性队列研究或者潜在的实用随机对照实验	新非公立服务提供者的有效性			
2.5 开发和评估各类服务提供者在结核病诊疗与控制中的参与度改变的反应					
鉴别和评价保证私营部门合理使用新诊断方法和新药物的途径	a) 结构性评估现有途径	促进私营部门合理使用新诊断工具和药物	短期	当地, 国家和国际	低至中
	b) 定性研究				

135

续表

目的	方法	预期结果	预计时间	适宜规模	预算范围
	c）成本效果研究，以便诊疗服务提供者的合作				
2.6 鼓励引进新的监管模式					
2.6.1 开发一种循证的监管模式					
开发一种循证的监管模式	现实回顾	当地及其他环境监管模式的详细目录	中期	国家，国际	中
2.6.2 开发适合当地的监管模式					
开发适合当地的监管模式	定性，咨询研究	强制执行的，能够提高诊疗质量和公共卫生成果的规定	中期	国家	中

3. 预防和治疗 HIV 感染者和艾滋病人中的结核病

3.1 优化结核病和艾滋病项目的联系

目的:针对不同人群中和流行病学环境下(成人、儿童、家庭以及特殊危险人群:例如注射吸毒者(IDUs)、男男性行为者(MSM)、羁押人群)的感染 HIV 的结核病患者:

a)确定整合和提供 TB/HIV 联合干预措施的最佳的策略。

b)确定社区参与加强结核病病例发现和早期艾滋病发现的最佳模式。

设计:

对于上述的 a)和 b):

ⅰ)对现有模式和研究进行现实性回顾,可能提取成本—效果数据。

ⅱ)前瞻性观察及案例研究,以及对关键指标(包括 HIV/TB 相关的发现和治疗结果评价,花费等)的"之前—之后"评估。

ⅲ)服务提供者和患者的定性研究。

环境 / 研究人群:一般人群;艾滋病门诊;为风险人群(例如注射毒品使用者,羁押人群)提供的特别服务。

方法:

ⅰ)现实回顾;

ⅱ)观察性案例分析;

ⅲ)重点小组讨论,关键人物访谈和深入访谈。

预期结果:记录不同环境下卫生系统和社区层面成功的和不太成功的模式。

分析：

ⅰ)和ⅲ)：定性分析

ⅱ)从评估前/后的 HIV/TB 相关的病例发现和治疗结果(寻获病例/社区花费和卫生系统花费)对比预期的有效性。

样本量计算指导(和估算参与者人数)：不适用

预计时间/时间表：ⅰ)、ⅲ)为短期，ⅱ)为中期。

适合的规模：国家/地区

预算范围：ⅰ)、ⅲ)为低，ⅱ)为中

示例参考文献：[34]

3.2　评估不同环境下结核病筛查方法的有效性

目的：评价在结核病筛查中实施 WHO 推荐的方法(或其他方法)的效果，对比现有的不同 HIV 感染者和艾滋病人中进行结核病筛查的政策。

设计：

a)观察性(前/后)案例分析。

b)实用性随机对照试验(整群)+/- 阶梯式楔形设计

病例和服务提供者可接受性的定性研究，可以嵌套入 a)或者 b)。

环境/研究人群：不同环境下(包括那些为了研究设计目的选择的医疗单位或者地区)的 HIV 感染者和艾滋病人，当艾滋病咨询检测、艾滋病门诊、社区病例发现和家庭接触调查中进行结核病筛查时。

方法：对比艾滋病和结核病相关的病例发现指标(报告、开始干预时间)和治疗结果衡量(包括死亡率)：

a)基线数据和观察性研究实施之后的数据

b)在实用性随机对照试验 +/- 阶梯式楔形设计的不同方法之间。

　　预期结果:不同方法相关的有效性证据,以及对可获得性、可接受性和卫生系统需求影响的证据。

　　分析:

　　a)主要效果分析:开始结核病治疗或者异烟肼预防性治疗(IPT)的额外病例数;开始结核病治疗或者 IPT 的时间改变。

　　b)实用性随机对照试验(整群),用来评估常规情况下发生改变时,卫生服务方面改变的有效程度——使用这种设计也许需要专业的统计分析和流行病学知识[32]。

　　c)公平性分析:患者接受筛查的分层分析(性别、年龄、社会经济状况)——尤其是检查高危及易感人群;筛查方法对患者的可接受程度(定性);卫生系统分析(例如:人力资源、后勤、基础建设和实施其他方法的费用方面需求)。

　　样本量计算指导:若采用整群抽样/随机抽样的方法,样本量计算需要考虑集群内相关(ICC)的可能性;很少有发表的研究报道 ICC 的先例——典型的 ICC 范围从 0.001 到 0.100,但是也可以更大。样本量变化很大,依据主要结果衡量的性质、待检测的有效量、ICC 和可用的群组数量——相比少数大的群组,设置多个小群组更佳[35]。

　　预计时间/时间表:中期

　　适合的规模:区域、国家

　　预算范围:中

　　3.3　有关抗病毒治疗(ART)异烟肼预防性治疗(IPT)的最佳时机

　　目的:在适合 IPT 和 ART 的患者中,确定 IPT 开始、期限、安全性、有效性和成本效益的最佳时机。

设计：

a）观察性队列研究。

b）实用性随机对照试验（个体）或者实用性随机对照试验（整群）。

环境/研究人群：同时适合 IPT 和 ART 的患者。

方法：在 a）和 b）中，均为开展 ART 患者接受不同长度的 IPT 的对比。在 a）中将没有实际的干预，依据当地建议，医疗服务提供者—患者之间的互动决定了 IPT 的时间长短。在 b）中会将患者或者卫生单位随机分配到不同的 IPT 疗程策略中。两者都需要长期随访以确定不良事件出现的时间。

预期结果：接受 ART 的患者，由预先定义的终点事件（例如：死亡、发展为结核病患者等）发生所决定，在不同 IPT 疗程的有效性和成本效果的证据。

分析：

a）观察性设计（注释：需要对不可测量的混杂因素进行调整）。

b）实用性随机对照试验（整群）设计：有效性分析（包括精算方法/Cox 回归模型）——死亡率作为主要衡量结果。也可以增加类似于章节 3.3 列出的公平性分析与卫生系统分析。

样本量计算指导：

a）预先设定的终点事件（例如死亡、发展为结核病）发生率的样本量基于率的估计要求的准确性或者患者亚组之间临床有意义差异的大小。

b）衡量时间的样本量大小基于患者组之间临床有意义的终点（例如死亡、发展为结核病）时间中位数的不同。

预计时间/时间表：长期。

适合的规模：地区、国家、国际

预算范围:高

3.4　提高异烟肼预防性服药(IPT)依从性的模式

3.4.1　确定最佳模式

目的:明确合理的药物提供、社区支持和临床督导,从而在 HIV 感染者和艾滋病人中实现 IPT 依从度最大化。

设计:实用性随机对照试验(整群)以及析因设计。

环境/研究人群:启动 IPT 的 HIV 感染者和艾滋病人。

方法:此处的整群为一个医疗单位。依从性支持机制的选择应该基于现有的综合证据[36]。

● 整群组 1:在常规临床就诊之间不接受额外的依从性支持;

● 整群组 2:通过患者支持小组接受依从性社区同伴支持;

● 整群组 3:其他支持机制(比如每周通过手机发送短信提醒)。

预期结果:相对有效性证据(IPT 丢失率方面最具可行性,但还可包括清点药片、依从性自我报告、或者测量尿液中的异烟肼 INH 残留),患者可接受性,不同依从性支持机制的卫生系统需求。

分析:

● 有效性分析(建议结果衡量 =IPT 丢失率。结核病发病率相对来说很低并很可能需要非常大的样本量)。

● 公平性和卫生系统分析——类似于章节 3.4 所描述的。

样本量计算指导:

为保证结果的普遍性,需要非常大的群组数和丢失患者数量;多个小的群组相对少数大的群组来说更佳。依据城市/农村分层也是合理的。

预计时间 / 时间表:中期

适合的规模:区域、国家

预算范围:中

3.4.2　确定实施要求

目的:在艾滋病诊疗点实施 IPT 时,对实施要求和未来推广的全部成本进行建模和预测。

设计:建模研究。

环境 / 研究人群:启动 IPT 的 HIV 感染者和艾滋病人。

方法:实施性研究建模以包含症状筛查的最佳频次、督导工具和措施以保持高的依从性。这个方法和影响力评估框架(参考附录Ⅴ)的第四层相对应,并且需要来自 3.5.1 部分列出的研究的经验数据(包括成本数据)。

预期结果:实施性需求和成本评估

分析:实施建模

样本量计算指导:不适用

预计时间 / 时间表:中期

适合的规模:国家

预算范围:中

3.5　优化感染控制以减少结核病传播

目的:明确在艾滋病流行区,引入基于 WHO 建议的结核病感染控制措施对医院内、聚集性场所和家庭结核病传播的影响。

设计:实用性随机对照试验(整群)伴随阶梯式楔形设计,确保所有单位最终都接受 WHO 推荐的结核病感染控制措施。

环境 / 研究人群:提供慢性艾滋病诊疗的医疗机构的工作人员;长期(监狱)和短期(拘留所和流浪人员收容所)聚集性场所工作人员以及至少有一例艾滋病阳性病例的家庭居民。

方法：

● 干预群组：WHO 关于结核病感染控制的建议。

● 对照群组：现有结核病感染控制的政策和实践，直到 WHO 建议能够取而代之。

● 已知结核病暴露的信息，如果可能，应该通过访谈、记录本和员工值班表获取。通过在干预组和对照组的一系列使用结核菌素皮肤试验（TST）或者 γ- 干扰素释放试验（IGRA）[1] 监测结核病感染率。最后终点是在设定时间内暴露人群中的结核病病例数。

预期结果： 标准感染控制干预手段的有效性证据，以及医务工作者的接受程度、对卫生系统的影响（费用）。

分析：

● 主要有效性分析：暴露和未暴露人群中结核病病例均数、率比或率差（95% 可信区间）。对重要的混杂因素，使用合适的回归方法调整率。分析也可能需要对整群效果进行调整。参考附录 I 获取更多细节。

● 医务工作者 / 其他工作人员的定性研究以了解感染控制干预的可接受性。

● 卫生系统分析，包括成本 - 效果分析（基础设施，公用事业等）的要求。

样本量计算指导：

取决于群组的规模、ICC 的值、医务工作者 / 其他工作人

---

[1]　注：采用 IGRA 进行系列试验的问题是：是否需要一个增量阈值来决定阴性和阳性结果。相对于 TST，优势在于 IGRA 由于是体外试验而无增强效应，但是当转换结果在阈值上下时，阈值的变化会成为一个问题。TST 由于增强效应、以及人们对体内试验不热衷的缘故，对于系列试验而言并不是很好的工具。如果两种试验都不采用，传播评估只能根据发病病例，因此不能评估对感染率的影响。

员中结核病发病率的基线、构成临床显著效果的结核病感染
率和发病率和疾病减少的规模。

预计时间 / 时间表: 中期

适合的规模: 区域、国家、多国家

预算范围: 高

示例参考文献: [37,38]

3.6　减少 TB/HIV 双重感染病例的死亡率

目的: 识别正在接受结核病治疗的艾滋病感染者与死亡
有关的危险因素以及导致死亡的原因。

设计: 前瞻性(常规临床监测)调查。

环境 / 研究人群: 抗病毒治疗(ART)前和 ART 治疗中开
始结核病疗程(规划定义,如果条件允许——微生物学确认)
的艾滋病阳性病例。

方法: 前瞻性临床评估(常规监测)。如果患者常规随访
充分且记录足够完整,也许可以使用回顾性病例记录或者健
康登记数据。

预期结果: 固定时段患者生存的比例(95% 可信区间);根
据 $CD4^+$ 计数结果分层的生存时间风险比率 / 中位数(95% 可
信区间)。列出与艾滋病感染者接受 TB 治疗死亡有关的主要
危险因素(考虑的事例应该包括治疗开始时的临床情况客观
衡量指标,例如体质指数(BMI)、脉率和呼吸频率、未诊断的
MDR-TB、一般表现指标)。

分析: 所有病例和重要分组患者的生存时间的精算 /
Kaplan-Meier 曲线。Fisher 确切概率以比较各组之间的早期
死亡率(例如最初两周或强化阶段),logistic 回归方法以识别
固定时间点的死亡率相关危险因素。对数秩检验(Log-rank)
以比较各组间死亡时间(中位数),Cox 回归分析方法识别与

生存时间有关的因素(例如在继续期);当风险人数少于30时[40],应当终止分析。这些方法需要专业统计分析建议。

样本量计算指导:取决于死亡和死亡原因、当前死亡率、危险因素等记录信息的完整性和可靠性。固定时间点死亡率的样本量取决于临床显著性差异大小;死亡的时间的样本量取决于临床上危害率的显著性差异,并且需要专门的公式 / 软件[41]。

预计时间 / 时间段:中期

适合的规模:当地、区域、国家

预算范围:中

示例参考文献:[42-45]

表 5 概要

目的	方法	预期结果	预计时间	适宜规模	预算范围
3.1 优化结核病和艾滋病项目的联系					
a) 确定整合和提供TB/HIV联合干预的最佳策略	（为了两个目标） 1. 现实回顾	记录不同环境下卫生系统和社区层面成功和不太成功的模型	1,3 为短期，2 为中期	全国/地区	1,3 为低，2 为中等
b) 确定社区参与加强结核病例发现和早期艾滋病发现的最佳模型	2. 观察性案例研究 3. 定性研究				
3.2 评估不同环境下结核病筛查方法的有效性					
评价在艾滋病感染者结核病筛查中实施WHO推荐方法的效果，对比现有的政策	a) 观察性研究，包括对患者和服务提供者接受度的定性研究	不同方法的影响和有效性的证据	中期	区域性、全国性	中等
	b) 实用随机对照试验包括对患者和服务提供者接受度的定性研究				

续表

目的	方法	预期结果	预计时间	适宜规模	预算范围
3.3　有关 ART 的异烟肼预防性治疗 (IPT) 的最佳时机					
在适合 IPT 和 ART 的患者中,确定 IPT 最佳疗程,安全性、有效性和成本效果	a) 观察性队列研究 b) 实用机(个体或整群)对照试验	接受 ART 的患者 IPT 不同疗程的有效性和成本效果证据	长期	地区、全国性、国际性	高
3.4　提高异烟肼预防性治疗依从性的模型					
3.4.1　确定更优的模型					
明确在 HIV 感染者中异烟肼预防性治疗最优的药物提供、社区支持和临床监测以使其依从度最大化	实用性随机对照试验(整群)以及析因设计	相对有效性,患者可接受性,不同依从性,支持机制的卫生系统需求的证据	中期	区域、全国	中等
3.4.2　确定实施要求					
在艾滋病诊疗点实施异烟肼预防性治疗时,对实施要求和未来推广的全部成	操作建模	实施性需求和花费	中期	全国性	中等

目的	方法	预期结果	预计时间	适宜规模	预算范围
本进行预测					
3.5　优化感染控制以减少结核病传播					
明确在艾滋病流行区，引入基于 WHO 建议的结核病感染控制措施对结核病传播的影响	实用群随机对照试验以及阶梯式楔形设计	感染控制干预的有效性、可接受性和花费方面的证据	中期	区域、全国性、国际性	高
3.6　减少 TB/HIV 双重感染病例的死亡率					
识别正在接受结核病治疗的 HIV 感染者与死亡相关的危险因素	前瞻性临床调查	明确可调整的危险因素	中期	当地、区域、国家	中等

148

4. 药物敏感和耐多药／广泛耐药结核病的治疗：最佳的服务获得、提供以及社区参与

4.1 明确报告与实际的差距

目的：确定新涂阳和复治肺结核病患者治疗结果报告的有效性。

设计：从结核病防治规划队列分析，通过仔细核对登记和记录，比较常规的治疗结果报告。比如，在某个指定的诊断和治疗中心，可以通过以下几方面原始数据源重新计算治疗的详细结果：

a）患者治疗卡片——随机挑选治疗卡片并将治疗结果进行规范化地分类，就可估算治疗的结果并将其和同期总的队列报告结果相比较。

b）比较某一时间段的实验室和治疗登记记录，找到那些通过实验室诊断为涂阳进行登记却没有开始治疗的患者（初始丢失）。此类分析能突出患者进入治疗和治疗过程中需要强化的方面，要么是登记，要么是防治规划的实施或两者兼而有之。

c）参比实验室登记本也可以用来详细检查耐药数据。

环境／研究人群：

患者记录：个人治疗卡片、实验室登记本、治疗登记本和队列报告。

方法：检查记录和登记本。可以将患者分成不同的类型来分析治疗结果，比如初治／复治、男／女、城市／农村患者等。

预期结果:

深入了解记录和报告之间的差距,提高治疗结果数据的精确度,指出需要规划额外支持的方面。

分析:

a)和 b)比较现有常规队列报告中的治疗结果和通过深入分析各种数据源(实验室登记、治疗登记和患者卡片)而重新计算的治疗结果。

c)描述性统计学分析原发和继发耐药率以及耐药谱。

样本量计算指导:

符合标准的医疗机构都应被考虑在内。随机抽取用于审核的记录/登记条目并决定审核覆盖的时间段。在每个选中的医疗机构,需要用随机或系统抽样方法从所有登记本中抽取合适比例的治疗卡片。样本量由用不同的治疗结果估算出的患病率的精确度决定。

预计时间/时间表:短期

适合的规模:国家

预算范围:低

4.2 开展调查研究以解决在国家结核病防治规划内一线药物治疗结核病管理的不足

目的:了解导致治疗丢失(含原发和继发)、依从性低、漏服和药物短缺背后的原因。

设计说明:

a. 在国家结核病防治规划内对患者和一线药物结核病治疗服务提供方开展横断面描述性定性研究。

b. 绘出不同人群相关的启动治疗服务提供和支持的地理信息图。

环境／研究人群：

a）正在接受治疗的结核病患者和国家结核病防治规划工作人员或那些负责采购、发放和保管、开药和发药等服务的一线公共卫生工作人员。应重点关注那些负面治疗结果超常的地区和医疗机构，但在那些执行较好的地区和机构开展同样的研究也大有裨益。

b）整群抽样，即选择有着不同治疗成功率的医疗机构和地区。

方法：

a）采用定性研究的方法确定导致国家结核病防治规划执行不力（患者丢失、药品短缺等）的影响因素。研究的主题预计与患者和卫生体系方面相关。

b）在地理信息系统（GIS）上标注机构和所提供的服务。

预期结果：

a）结合实际情况具体了解造成国家结核病防治规划运行缺陷的原因。

b）地理信息系统地图展示患者、社区和治疗服务提供之间的关系。

分析：

a）选取导致国家结核病防治规划执行不力中可优化的流程。

b）确定在提供启动治疗和支持方面的地理以及其他可优化的差距。

样本量计算指导：

a）无需正式的样本量计算（具体参见 1.1 部分）

b）不适用

预计时间／时间表：短期

适合的规模：地方或国家

预算范围：低

4.3　改善药物敏感结核病的管理

目的：验证 4.2 部分研究中形成的防治策略的实施效果，改善药物敏感结核病的一线管理。

设计：

a）前后比较研究

b）采用阶梯楔形设计的实用性随机对照试验（群体或个体）

环境 / 研究人群：

a）和 b）不良治疗结果发生率很高的地区或医疗机构

方法：

a）将治疗结果的基线数据（可以通过回顾性获得）和实施改进后的管理策略（比如，患者追踪定位记录、药物采购和发放机制的改进）一段时间后的治疗结果相比较。

b）比较没有采用改进管理策略（对照）和那些首先采用改进策略（干预）地区的治疗效果。

预期结果：估计不同的策略提高一线结核病管理的有效性。

分析：

如果使用常规的记录数据而且观察的时间一样，可以比较群之间和（或）观察期间不良治疗结果的平均数。如果观察时间不一样，和（或）已知不良治疗结果的次数，可以采用精算法或者对数秩检验（log-rank）法。

样本量计算指导：对于预先设定好的治疗结果的发生率，样本量测算应基于估计的精确度或者临床上认为有显著性的差异。

预计时间 / 时间表：长期，需要很长的时间获得治疗结果的数据。

适合的规模:国家

预算范围:中

示例参考文献:[46]

4.4 确定耐药结核病的主要驱动因素

确定耐药结核病流行的主要驱动因素很重要,有助于在地区或当地和特殊的环境下采用有效的针对性的防控干预手段,并监控干预措施对耐药结核病疫情的影响。结核病防治规划管理人员需要知道问题的严重程度(患病率和发病率),尤其是在某些特殊的地理区域或社会经济群体和其他疾病(如艾滋病和糖尿病)或危险因素(如营养不良)的相互作用,以及在耐药结核病传播和获得过程中的作用。他们需要这些信息用来合理地制订和实施结核病防治规划。因此,根据实际情况,应通过现有的常规耐药监测数据或开展耐药调查来研究耐药结核病的主要驱动因素。在这两种情况下,应使用数据来甄别那些与当地或全国层面上结核病耐药问题相关的驱动因素。这些因素可能主要是个体相关(如治疗依从性、传播)或者和医疗服务或国家结核病防治规划有关(如药品短缺或质量),需要用不同的研究方法获得。

4.4.1 个体层面耐药危险因素的研究

目的:确定个体层面导致耐药结核病的危险因素

设计:

a)采用病例对照研究比较新病例中耐药及药物敏感病例。(备注:该研究可能首先获得的是耐药结核分枝杆菌传播的危险因素)

b)采用病例对照研究比较复治病例中耐药和药物敏感病例。(备注:该研究可以深入了解耐药结核分枝杆菌传播和

获得的危险因素,比如低的治疗依从性)

环境/研究人群:

病例(a 和 b):那些标本中分离出结核菌并通过一线药物敏感试验证实为耐药结核病的患者。

对照(a 和 b):那些标本中分离出结核菌并对一线药物全都敏感的患者。

备注:对于第二个病例对照研究,病例组和对照组患者应根据相关的诊断类别进行匹配(如治疗失败、治疗丢失后返回、复发)。

方法:收集病例和对照组患者的临床的、人口学、社会经济学变量。特别是,这些变量可以调查耐药获得的危险因素[如治疗依从性、在现有治疗前利福平的使用、既往治疗(在哪里治疗、用什么治疗、是否中断,方案是否变更、治疗的获得)]和耐药传播潜在的决定因子(如艾滋病感染状况、住院史、门诊就诊频率、服刑、吸毒、无家可归、酗酒、国籍或原籍地区,等等)。

这些病例对照可以运用两种方法:

a)在国家耐多药结核病监测框架内,开展研究性病例对照研究,运用前瞻性抽样方案从代表性人群中收集新发和复治结核病患者的样本。这种情况下,在所有调查患者样本收集同时收集临床的、人口学、社会经济学变量。或者,可以在药物敏感试验结果出来后通过访谈明确的病例和对照以获取详细的信息。然后就可以将明确的耐药病例和药物敏感病例的这些变量进行比较。

b)在国家耐多药结核病监测框架外,在治疗过程中或治疗失败的被确定为耐药的新患者,可以在其明确为耐药结核并采用新的治疗方案时进行访谈。通过访谈可以获得个人的、临床的、人口学和社会经济学变量,然后通过治疗登记系统寻找与耐药结核病例相匹配的药物敏感患者。确诊为耐药的复治患者可采用同样的流程。[1]

预期结果:识别单个患者层面耐药结核病产生的主要危险因素。

分析:个体危险因素比值比及 95% 可信区间;重要的混杂变量采用 logistic 回归校正比值比;当开展大型研究或合并各种小型研究数据以解释地区 / 国家之间的差异,可应用多层次模型方法考虑在不同层面(如个人、乡村 / 社区、地区等)危险因素的作用(见附录Ⅰ)。

样本量计算指导:取决于耐多药结核病基线率和预期的危险因素发生率。研究的效力应基于研究人群中或很强或具有高发生率的危险因素(即归因危险度比值高)。一般来讲,危险因素的比值比小于 2,其临床价值有限;达到 80%~90% 检验效率比值比的危险因素发现需要有 150~200 例病例和对照。

预计时间 / 时间表:取决于研究设计:中期(基于监测)到长期(基于调查)

适合的规模:地方、国家、国际

预算范围:低到中

示例参考文献:[47]

4.4.2　与结核病防治规划相关的耐药结核病危险因素

目的:在国家结核病防治规划层面发现耐药结核病形成的危险因素。

设计:运用病例对照研究比较耐(多)药结核病高发生率的医疗机构或地区和低发生率的医疗机构或地区。

---

[1]　在耐多药结核调查之外开展病例对照研究的局限性是许多国家目前并未开展新病例药物敏感试验。这会随着药物敏感试验模式广泛提供而改变。

环境 / 研究人群：有着不同耐（多）药率的医疗机构或地区的患者和规划实施过程。

方法：比较有着不同耐（多）药率的医疗机构或地区与结核病防治规划相关的问题。需要关注的问题如，WHO 复治方案的使用情况、药物缺货频率、药物供应商的更换、治疗方案的变更 / 失效、固定剂量符合制剂的使用、报告和记录质量（包括诊断和治疗登记中包括患者详细的定位信息，如住址）、患者住院治疗情况。

预期结果：发现与国家结核病防治规划相关的耐药结核病形成的主要危险因素。

分析：个体危险因素比值比及 95% 可信区间；重要的混杂变量采用 logistic 回归校正比值比；

样本量计算指导：取决于预期国家结核病防治规划相关的危险因素发生率。研究效力应基于能发现高影响因素，确切地说，其发生率在中度到高度并有令人满意的临床意义。一般来说，危险因素的比值比小于 2，其临床价值有限。达到 80%~90% 检验效率比值比的危险因素发现需要有 150~200 例病例和对照。提高研究效力可以通过为每个耐多药率高的地区匹配 2~4 个耐多药率低的医疗机构 / 地区作为对照。

预计时间 / 时间表：短期

适合的规模：地方或国家

预算范围：低到中

示例参考文献：[47]

4.5　确定和评价在结核病防治规划内耐药结核病管理整合 / 推广策略

目的：

a）制订不同环境中适于药物敏感试验和二线药物治疗

的患者选择标准(早期发现耐多药患者)。

b)制订提供二线药物治疗策略(包括依从性、激励和促进力、基于社区的门诊关怀和支持)。

c)在社区、家庭和医疗机构层面,评价现有感染控制措施和推荐的感染控制措施策略的有效性。

设计:

a)制订适宜的诊断标准,请参考 1.2 部分(前述),可依照其列出的诊断方法,但须特别注意耐多药结核病的早期发现。

b)开展基于社区提供的复杂的、长期的、包括注射药物在内的抗生素治疗病例研究。可以从基于社区的卫生部门提供的非结核病治疗和控制病例研究以及新的基于社区的结核病治疗试点中吸取经验教训。

c)对现有感染控制措施和新的、推荐的感染控制措施的效果评估,请参考前述 3.6 部分。

环境/研究人群:医疗机构、聚集性场所和家庭

方法:

a)参见 1.2 部分

b)病例研究:详细地描述规划并从卫生部门结核病治疗以外的部分和新的基于社区的耐多药治疗规划的案例中提炼出成功的关键特征。

c)参见 3.6 部分

预期结果:提供推广耐多药结核病管理选项,包括提高诊断标准以便早期发现耐多药结核病;可及的和可行的耐多药结核病社区管理;充分的感染控制流程。

分析:

a)参见 1.2 部分

b)病例研究

c）参见 3.6 部分

样本量计算指导：

a）参见 1.2 部分

b）单一的病例研究有助于得出具体环境下在某个国家推广的某个模式的经验教训。如果比较不同的国家利用不同的模型开展的病例研究，就有可能提炼出更通用的适于广泛推广应用的经验。

c）参见 3.6 部分

预计时间 / 时间表：中期到长期

适合的规模：国家层面，但病例研究的比较需要国际支持

预算范围：中到高

4.6 几种公 — 私机构合作和公 — 公机构合作（PPM）研究

请参见本附录第 2 部分

4.7 提高分散式的充分整合的结核病及抗病毒治疗的可及性

目的：了解那些有助于为感染艾滋病的结核病患者提供即时综合服务的因素。

设计：通过病例研究给出详细的规划描述并提炼出成功案例的主要特征。

环境 / 研究人群：在艾滋病高流行区提供高水平的即时的结核病和艾滋病综合服务（规划模板）。

方法：在结核病和艾滋病双重高负担国家实施综合的结核病和艾滋病防治规划试点。

预期结果：促进综合的即时的结核病和抗病毒治疗服务的因素。

分析：病例研究方法。

样本量计算指导：单一的病例研究有助于得出具体环境下在某个国家推广的某个模式的经验教训。如果将不同国家不同的模式下的病例研究加以比较，就有可能得出更通用的、广泛适用的经验教训。

预计时间 / 时间表：中期

适合的规模：国家

预算范围：中

表 6　概要

目的	方法	预期结果	预计时间	适宜规模	预算范围
4.1　明确报告与实际的差距					
确定新涂阳和复治肺结核病患者治疗结果报告的有效性	检查记录和登记	了解记录和报告的差距，指出需要规划额外支持的方面	短期	国家	低
4.2　开展调查研究以解决在结核病防治规划内一线结核病管理的不足					
了解导致治疗丢失（含原发和继发）依从性差、漏服药物短缺背后的原因	a) 定性研究 b) 在地理信息系统上标注机构	a) 结合实际情况具体了解导致国家结核病规划不足的原因 b) 地理信息系统标注	短期	地方或国家	低
4.3　提高药物敏感结核病的管理					
验证 4.2 部分中形成的防治策略的实施效果，提高一线结核病的管理	a) 前后比较研究 b) 采用阶梯楔形设计的实用性（群或个体）随机对照试验	估计不同的策略在提高一线结核病管理的有效性	长期	国家	中

续表

目的	方法	预期结果	预计时间	适宜规模	预算范围
4.4 确定耐药结核病的主要驱动因素					
4.4.1 个体耐药危险因素的研究					
研究在个体水平导致耐药结核病的危险因素	病例对照研究	识别耐药结核病产生的主要危险因素	中期到长期	地方、国家、国际	低到中
4.4.2 与结核病防治规划相关的耐药结核病危险因素					
在国家结核病规划层面发现耐药结核病形成的危险因素	病例对照研究	发现与国家结核病规划相关的耐药结核病形成的主要危险因素	短期	地方或国家	低到中
4.5 确定和评价在结核病防治规划内耐药结核病管理整合/推广策略					
a) 制订适于不同环境的药物敏感试验和二线药物治疗患者选择标准	a) 参考1.2部分	提高诊断标准以便早期发现耐多药结核病	中期到长期	在国际帮助下的国家	中到高
b) 制订以提供二线药物治疗策略	b) 病例研究	可及的和可行的耐多药结核病社区管理			

目的	方法	预期结果	预计时间	适宜规模	预算范围
c) 评价现有感染控制措施和策略的有效性	c) 参考 3.6 部分	充分的感染控制流程			
4.6　公 - 私机构合作和公 - 公机构合作（PPM）研究					
参见本附录第 2 部分					
4.7　提高分散式的充分整合的结核病及抗病毒治疗的可及性（参照第 3 部分）					
了解那些有助于感染艾滋病的结核病患者提供即时综合服务的因素	通过病例研究：提炼出结核病和艾滋病综合规划成功关键特征	列举综合的即时的结核病和抗病毒治疗服务的因素	中期	国家	中

5. 实施性研究能力建设

5.1 现有的培训课程在产出和可衡量的结果方面有何作用？

尽管有许多关于教育评估的不同方法的文献,却很少对在发展中国家以业务为基础的卫生专业人员培训干预进行充分评估[48,49]。

目的: 评估现有培训在产品/产出和结果方面的作用。

设计: 在资源有限的条件下,评估培训课程应该严格,但同时简单、可行。没有针对发展中国家的现成的、特殊的课程培训评估工具可用,因此使用已发表的包含不同方面评价标准的框架来进行评价设计就非常重要[50]。评价应评估培训课程是否达到效果并应包括过程(即课程是如何讲授的)、内容(课程是讲授什么的)、结果(即任务和计划完成情况、将研究手段在实践中应用的能力和信心的提高)指标[51]。对不同的培训类型选择评价工具标准不一,但原则上,它们应选自那些已发表的同行评议期刊论文并和课程结果相关并用于评价基于社会学习的创新性的教育干预措施[48,49],且能在现有的时间和资源限制条件下加以应用。理想情况下,应使用两种不同方法对培训产出的各个方面进行全面评估。

环境/研究人群: 现有的由国际机构、非政府组织或学术机构提供的与实施性研究相关的培训课程。

方法: 研究对象应包括学生、授课人员、机构管理者、其他与培训产出相关的人员。评价工具包括:作业、调查问卷、调查、自我能力测评,即询问学员就关于研究技能的 11 个方面并从 1（表示不能）到 10（表示非常能）进行打分（这种方法具有很好的内部一致性，但也面临一系列跨专业课程的评价有效性）；用"改变阶段"工具评估学员与研究相关的态度、意向和行动的进步。产出还应包括实施性研究结果发表，主要指那些在地方、国家和国际层面推动策略改变的结果。

同时建议培训机构成立实施性研究受训学员校友会，每年掌握这些学员是否还从事实施性研究、是否完成了研究、是否撰写了论文并积极参与培训和督导其他人员。

适合的规模：根据各个培训班定。

预算范围：低到中（一个严格的、可发表的课程评估预算大约占整个课程预算的 10%~15%）。

5.2　实施性卫生研究能力建设模式

目的：评估现有实施性研究能力建设模式并吸取经验和教训

设计：实施性卫生研究能力建设（OHRCB）不只是培训的提供和 5.1 部分所述的培训的评价。其定义是个人、组织或系统有力地、高效地、持续地开展并利用卫生研究的能力（参加附录 1 部分的定义）。需要对已发表的和灰色（未公开）文献加以综述并整理实施性卫生研究能力建设模式相关信息，国家可能希望对已有的出版物进行回顾[52]。

环境/研究人群：所有述及的个人或机构能力建设均包括。

方法：研究应从以下几个方面入手：ⅰ）用预设的检索词搜集正式的卫生、教育和管理文献；ⅱ）卫生研究、健康咨询组织和学术机构的资助者和用户的网站；ⅲ）参与或评估卫生研究能力建设的个人联系者；ⅳ）综述机构研究的资料。研究类型包括案例研究、现实回顾、专家咨询、理论框架设计、和（或）卫生研究能力建设评价。

预计的结果:不同记录在案的经过严格评价的 OHRCB 模式,已应用于不同的环境,为国家层面的结核病防治规划和合作伙伴提供选择模板。

分析:描述现实的卫生研究能力建设项目的研究,包括用预设的评价框架/指标对现有的卫生研究能力建设进行正式的评价和分析。分析包括研究人员以及使用人员协作制订评价框架以确保研究产出符合广泛的需求。框架中的关键指标,如定义中所指,包括研究的利用以及可持续性。可持续性纳入到框架里非常有用,因其与资金来源和保留训练有素的员工相关(参见 5.3 部分)。该框架将填充来自于各个由两个个体独立开展的合格研究的信息,通过比较这些研究就可以提炼出共同的经验和教训。

样本量计算指导:不适用

预计时间/时间表:短期

适合的规模:国际

预算范围:中(全职的博士后研究人员、消费品以及一次相关人员会议)

示例参考文献:[53-57]

5.3　在国家层面可持续的实施性研究能力

5.3.1　确定国家层面实施性研究能力建设的经费机制

目的:确定国家层面可持续的实施性研究能力的经费保障机制。

设计:一些国际资金赞助方正不断提高在能力建设方面的投入(比如欧洲共同体委员会、维康信托基金、国际发展研究中心)并互相合作致力于如何评价能力建设[58]。加强实施性卫生研究能力的一个要素是确保国家认同支持能力建设对于规划实施的价值,进而体现在国家预算分配中。

5.3.2 维持并保留规划内训练有素的实施性研究工作人员的方法是什么?

随着持续的资金投入,保持人员固定是成功的 OHRCB 的另一重要指标,保留和维持训练有素员工的经验教训可以从 5.2 部分描述的 OHRCB 综述得出。

表 7 概要

目的	方法	预期结果	预计时间	适宜规模	预算范围
5.1 现有的培训课程在产出和可衡量的结果方面有何作用?					
评估现有培训的作用	评价	明确现有培训的作用	短期	单个培训课程	低到中
5.2 实施性卫生研究能力建设 (OHRCB) 模式					
明确现有的 OHRCB 以及经验教训	对已发表和未公开文献加以综述 (包括案例研究、现实回顾、专家咨询和理论框架)	已应用于不同环境的记录在案的 OHRCB 模式	短期	国际	中
5.3 在国家层面保持实施研究能力					
5.3.1 确定国家层面实施性研究能力建设的经费机制	寻求经费机会,倡导国家预算中能力建设资金	明确能力建设资金	短期	国际	低
确定国家层面保持实施性研究能力的经费机制					
5.3.2 维持并保留规划内训练有素的实施性研究工作人员的方法是什么?					
明确机制以保持人员固定	从 5.2 部分描述的 OHRCB 综述得出保留和维持训练有素员工的经验教训	明确可持续的保留员工的机制	短期	国际	中

167

参考文献

1. Long NH et al. Longer delays in tuberculosis diagnosis among women in Vietnam. *International Journal of Tuberculosis and Lung Disease*, 1999; 3(5): 388-93.

2. Wandwalo ER and Morkve O. Delay in tuberculosis case-finding and treatment in Mwanza, Tanzania. *International Journal of Tuberculosis and Lung Disease*, 2000; 4(2): 133-8.

3. Rajeswari R et al. Socio-economic impact of tuberculosis on patients and family in India. *International Journal of Tuberculosis and Lung Disease*, 1999; 3(10): 869-77.

4. Squire SB et al. 'Lost' smear-positive pulmonary tuberculosis cases: where are they and why did we lose them? *International Journal of Tuberculosis and Lung Disease*, 2005; 9(1): 25-31.

5. Kemp JR et al. Can Malawi's poor afford free tuberculosis services? Patient and household costs associated with a tuberculosis diagnosis in Lilongwe. *Bulletin of the World Health Organization*, 2007; 85(8): 580-5.

6. Squire SB and Thomson R. Tuberculosis and Poverty. In: Schaaf HS and Zumla A, eds. *Tuberculosis: A Comprehensive Clinical Reference*. Oxford, Saunders-Elsevier, 2009.

7. Pawson R, Greenhalgh T, Harvey G and Walshe K. Realist review: a new method of systematic review designed for complex policy interventions. *Journal of Health Service Research Policy*, 2005; 10 Suppl 1: 21-34.

8. Steingart KR et al. Fluorescence versus conventional sputum smear microscopy for tuberculosis: a systematic review. *Lancet Infectious Diseases*, 2006; 6(9): 570-81.

9. Leeman J et al. Implementation of antiretroviral therapy adherence interventions: a realist synthesis of evidence. *Journal of Advanced Nursing*, 2010; 66 (9): 1915-30.

10. Dieleman M, Gerretsen B and van der Wilt GJ. Human resource management interventions to improve health workers' performance in low and middle income countries: a realist review. *Health Research Policy and Systems*, 2009; 7: 7.

11. Donner A. Approaches to sample size estimation in the design of clinical trials—a review. *Statistics in Medicine*, 1984; 3 (3): 199-214.

12. Machin D CM, Fayers PM and Pinol A. *Sample Size Tables for Clinical Studies* (3rd *edition*). London, BMJ Books, 1997.

13. Moulton LH et al. Statistical design of THRio: a phased implementation clinic-randomized study of a tuberculosis preventive therapy intervention. *Clinical Trials*, 2007; 4 (2): 190-9.

14. Zwarenstein M et al. Improving the reporting of pragmatic trials: an extension of the CONSORT statement. *BMJ*, 2008; 337: a2390.

15. Khan MS et al. Improvement of tuberculosis case detection and reduction of discrepancies between men and women by simple sputum-submission instructions: a pragmatic randomised controlled trial. *The Lancet*, 2007; 369 (9577): 1955-60.

16. Fairall LR et al. Effect of educational outreach to nurses on tuberculosis case detection and primary care of respiratory illness: pragmatic cluster randomised controlled trial. *BMJ*, 2005; 331 (7519): 750-4.

17. Elink Schuurman MW et al. The rapid village survey in tuberculosis control. *Tubercle and Lung Disease*, 1996; 77 (6): 549-54.

18. Demissie M et al. A rapid survey to determine the prevalence of smear-positive tuberculosis in Addis Ababa. *International Journal of*

Tuberculosis and Lung Disease, 2002; 6: 580-4.

19. Jittimanee SX et al. A prevalence survey for smear-positive tuberculosis in Thai prisons. *International Journal of Tuberculosis and Lung Disease*, 2007; 11 (5): 556-61.

20. Sekandi JN et al. Active case finding of undetected tuberculosis among chronic coughers in a slum setting in Kampala, Uganda. *International Journal of Tuberculosis and Lung Disease*, 2009; 13 (4): 508-13.

21. Williams B et al. The design effect and cluster samples: optimising tuberculosis prevalence surveys. *International Journal of Tuberculosis and Lung Disease*, 2008; 12 (10): 1110-5.

22. Datiko DG and Lindtjorn B. Health extension workers improve tuberculosis case detection and treatment success in southern Ethiopia: a community randomized trial. *PLoS ONE*, 2009; 4 (5): e5443.

23. Corbett EL et al. Comparison of two active case-finding strategies for community-based diagnosis of symptomatic smear-positive tuberculosis and control of infectious tuberculosis in Harare, Zimbabwe (DETECTB): a cluster-randomised trial. *The Lancet*, 2010; 376 (9748): 1244-53.

24. Miller AC et al. Controlled trial of active tuberculosis case finding in a Brazilian favela. *International Journal of Tuberculosis and Lung Disease*, 2010; 14 (6): 720-6.

25. Churchyard et al. Twelve versus six-monthly radiological screening for the active case-finding of tuberculosis: a randomised controlled trial. *Thorax*, 2011; 66: 134-139.

26. *TB Impact Measurement policy and recommendations for how to assess the epidemiological burden of TB and the impact of TB control*. Stop TB policy paper, no. 2 (WHO/HTM/TB/2009.416). Geneva, World

Health Organization, 2009.

27. Baggaley RF and Fraser C. Modelling sexual transmission of HIV: testing the assumptions, validating the predictions. *Current Opinion in HIV/AIDS*, 2010; 5 (4): 269-76.

28. Cohen T etal. Mathematical models of the epidemiology and control of drug-resistant TB. *Expert Review of Respiratory Medicine*, 2009; 3 (1): 67-79.

29. *Case studies*. Redditch, Lanner, 2008-2011. (http://www.lanner.com/en/case-studies.cfm, accessed 7 January 2011).

30. Floyd K et al. Cost and cost-effectiveness of PPM-DOTS for tuberculosis control: evidence from India. *Bulletin of the World Health Organization*, 2006; 84 (6): 437-45.

31. Kelkar-Khambete A et al. India's Revised National Tuberculosis Control Programme: looking beyond detection and cure. *International Journal of Tuberculosis and Lung Disease*, 2008; 12 (1): 87-92.

32. Thorpe KE et al. A pragmatic-explanatory continuum indicator summary (PRECIS): a tool to help trial designers. *Journal of Clinical Epidemiology*, 2009; 62 (5): 464-75.

33. Malmborg R, Mann G, Thomson R an d Squire SB. Can public-private collaboration promote tuberculosis case detection among the poor and vulnerable? *Bulletin of the World Health Organization*, 2006; 84 (9): 752-8.

34. Theobald S et al. Towards building equitable health systems in Sub-Saharan Africa: lessons from case studies on operational research. *Health Research Policy and Systems*, 2009; 7: 26.

35. Hayes RJ and Bennett S. Simple sample size calculation for cluster-randomized trials. *International Journal of Epidemiology*, 1999; 28 (2):

319-26.

36. Munro SA et al. Patient adherence to tuberculosis treatment: a systematic review of qualitative research. *PLoS Medicine*, 2007; 4 (7): e238.

37. World Health Organization. *WHO policy on TB infection control in health-care facilities, congregate settings and households* (WHO/HTM/ TB/2009.419; 2009). Geneva, World Health Organization, 2009.

38. Oxlade O et al. Developing a Tuberculosis Transmission Model That Accounts for Changes in Population Health. *Medical Decision Making*, 2010; 31: 53-68.

39. De Valliere S, Barker RD. Poor performance status is associated with early death in patients with pulmonary tuberculosis. *Transactions of the Royal Society for Tropical Medicine and Hygiene*, 2006 Jul; 100 (7): 681-6.

40. *Survival/Failure Time Analysis* (*software*). Tulsa, Statsoft Inc., 2010. (http://www.statsoft.com/textbook/survival-failure-time-analysis, accessed 7 January 2011).

41. Vaeth M and Skovlund E. A simple approach to power and sample size calculations in logistic regression and Cox regression models. *Statistics in Medicine*, 2004; 23 (11): 1781-92.

42. Waitt CJ, Squire SB. A systematic review of risk factors for death in adults during and after tuberculosis treatment. *International Journal of Tuberculosis and Lung Disease*, 2011; 15 (7): 871-885 dio: 10.5588/ ijtld/10.0352.

43. Lawn SD et al. Early mortality among adults accessing antiretroviral treatment programmes in sub-Saharan Africa. *AIDS*, 2008; 22 (15): 1897-908.

44. Braitstein P et al. Mortality of HIV-1-infected patients in the first year of antiretroviral therapy: comparison between low-income and high-income countries. *The Lancet*, 2006; 367 (9513): 817-24.

45. Tuboi SH et al. Mortality during the first year of potent antiretroviral therapy in HIV-1-infected patients in 7 sites throughout Latin America and the Caribbean. *Journal of Acquired Immune Deficiency Syndrome*, 2009; 51 (5): 615-23.

46. Thiam S, et al. Improving adherence to tuberculosis treatment in a resource-poor setting: A Cluster Randomised Controlled Trial. *JAMA*, 2007; 297 (4): 380-6.

47. Balaji V et al. Risk factors for MDR and XDR-TB in a tertiary referral hospital in India. *PLoS One*, 2010; 5 (3): e9527.

48. Cantillon P. Evaluation: beyond the rhetoric. *Journal of Evaluation in Clinical Practice*, 1999; 5 (3): 265-8.

49. Prideaux D. Researching the outcomes of educational interventions: a matter of design. RCTs have important limitations in evaluating educational interventions. *British Medical Journal*, 2002; 324 (7330): 126-7.

50. Eraut M. Handling values issues. In: *The politics and ethics of evaluation*. London, Croom Helm, 1984.

51. Cervero RM. Continuing professional education and behavioral change: a model for research and evaluation. *Journal of Continuing Education in Nursing*, 1985; 16 (3): 85-8.

52. Kakuma et al. *Evaluating Capacity Development in Global Health Research-is there evidence?* Abstract. First Global Symposium on Health Systems Research, Montreux, Switzerland, 2010.

53. *Accra Agenda for Action* (2008). 3rd High Level Forum on Aid Effec-

tiveness. Accra, Ghana.

54. Cooke J. A framework to evaluate research capacity building in health care. *BMC Family Practice*, 2005; 6:44.

55. Neilson S and Lusthaus C. *IDRC-Supported Capacity Building: Developing a Framework for Capturing Capacity Changes*. Ottawa, Universalia, 2007. (http://www.idrc.ca/uploads/user-S/11762347991-CBDeveloping_Framework_Capturing_Capacity_Changes_FINAL. pdf, accessed 7 January 2011).

56. Capacity Building In Research: 'How To' Note. London, Department for International Development, 2010.

57. *WHO's role and responsibilities in health research: Bamako Global Ministerial Forum on Research for Health* (Background paper to WHO, Executive Board, 124th Session). Geneva, World Health Organization, 2009.

58. *Funders meet in new initiative on research capacity strengthening: ESSENCE is launched*. Geneva, Special Programme for Research and Training in Tropical Diseases, 2008. (http://apps.who.int/tdr/svc/news-events/news/essence, accessed 7 January 2011).

附录 Ⅲ

新诊断技术的效果评估框架

效果评估框架(IAF)[1]由利物浦热带医学学院一个多学科团队及其协作者共同开发,成员涵盖临床医生、实验室专家、卫生经济学家、社会学家和卫生系统分析学家等。这个评估框架建立在多个国家大量的前期研究成果基础之上,这些研究成果均支持以证据为基础的多个要素[2-14]。这些要素被整合起来形成一个综合的框架(即 IAF),阐述如何用一种系统的方法,为所有新的诊断工具和方法的政策决策收集有效的信息。这些信息的有效性与全球遏制结核病计划和千年发展目标(MDG)的国际目标一致[15]。表 8 中列出了效果评估框架及相关的多方面证据的参考文献。

效果评估框架由 5 个相互联系的层面组成

1. 层面 1　有效性分析
2. 层面 2　公平性分析
3. 层面 3　卫生系统分析
4. 层面 4　推广分析
5. 层面 5　政策分析

层面 1　有效性分析

这个层面要求新工具和方法的准确性(灵敏度和特异度)证据,并且能够指出进一步的需求,构建有效性的证据。通常来说,灵敏度和特异度数据由新诊断方法的开发者提供,阳性和阴性预测值由 GRADE 给出,作为新工具评价中衡量病例重要结局的指标。但是,可能开始和完成适当治疗的病例数的估计,一般是由这些参数外推计算出来的,而不是根据现场试验证据得到的真实数字的估计。常见的是,诊断评价只注重分析新方法的诊断价值(准确性),但是准确性往往不能直接转化为卫生服务中对病例进行适当临床或公共卫生管理的决定,即有效性。

层面2　公平性分析

这个层面考察的是谁能够从新的干预中受益。全球遏制结核病计划强调了"优先考虑穷人和弱势群体需求"的要求,指出穷人的结核病负担最为严重并且他们因为重重困难难以得到服务。但是,健康和健康干预公平性的系统评价要么缺失要么十分少见。虽然第一个千年发展目标(MDG)是为了实现一个公平的结果,但是为实现该目标而制定的健康和其他目标却并没有涉及公平或分配的问题[16]。

层面3　卫生系统分析

这个层面考察一种新的干预方式的卫生系统需求,比如人力资源、基础设施、操作程序、质量控制、采购和维护。

这些数据有时通过在最优化的操作环境中进行新的诊断方法的实证研究收集(见图1),但不是所有都是这样。即使在同一环境中,通过实证研究发现操作上的改进也可能掩盖在实施研究中的明显问题。该层面能够给出实施可行性评价和系统中哪里可能发生瓶颈和限制的关键数据。

层面4　推广分析

这个层面设计并模拟一种新的干预从实证或实施研究到全面推广(国家或区域)的全部经济费用,以及所产生的临床、流行病学影响。卫生系统、病例和社会观点在此都非常重要。建模技术可以给出推广后的流行病学受益的相关信息,当结合层面 2 的病例费用时,该技术还能够给出病例总的额外花费或节余。同时数理系统分析技术还能够概述推广潜在的制约因素和资源需求。当结合层面 3 的费用分析时,该技术还能提示总体的资源需求,并识别和量化可能的资源缺口。

层面 5　政策分析

这个层面将层面 1~4 中研究的新干预方法与其他已采用的或即将在中短期内采用的干预方法进行细致的对比评价。该层面的一个重要部分是评估一种给定的新的诊断试验可能在短期内被更新的技术替代的风险。这需要快速评估此前 4 个层面中获取的数据,还需要综合分析诊断方法的改变是否能够为下一代技术提供一个更好的平台,或者新技术是否是"颠覆性的"[17]或"市场革命性的"[18],以上两条均用于描述那些能彻底改变结核病诊断方式的技术。

使用效果评估框架

诊断学研究团队可以在开发的"示范"和"推广、服务提供和可及性的证据"阶段,使用效果评估框架,如图 8 所示。后者可采取现场评估的形式,或在非最优化环境下的实施研究或其他实施性研究的形式。国际政策制定者可以在政策开发阶段使用该框架以系统评价更大范围的证据,国家决策者也可以使用该框架作为采纳、实施和推广决策的依据。

IAF 已经应用于一个线性探针技术(LPA)实施的多国研究项目的方案制定,该项目由 WHO 结核病防治策略和技术咨询小组(STAG-TB)在 2008 年推荐[19]。来自俄罗斯、巴西和南非三国的临床医生和实验室专家,与 TREAT TB 诊断工具开发组织[1]的核心小组成员一起,讨论了关于 LPA 使用的首

---

[1]　参见:http://www.treattb.org

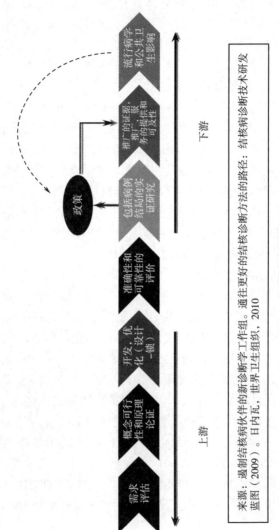

图 8　诊断技术研发路径

来源：遏制结核病伙伴的新诊断学工作组。通往更好的结核诊断方法的路径：结核病诊断技术研发蓝图（2009）。日内瓦，世界卫生组织，2010

要研究问题,并将这些问题分别对应到效果评估框架的各个层面。对应到每一个层面中的问题,以及所有的层面都被列出。最终所形成的框架请见表3。现在每个团队均形成一个不同的搜集证据的方案,因为他们的结核病防治规划(NTCP)推出 LPA 的阶段不同。然而,每个团队都将针对相同的结局指标给出数据,从而促进不同流行病学背景下的比较。

推荐使用前瞻性随机对照试验(RCT)法将有力的证据填充到层面1和层面3。该方法能够将已有的技术和方法(对照)和新方法(干预)进行比较,如下所示:

层面1　效果比较:a)取得重要结果(包括诊断、开始治疗和完成治疗)的患者的数量;b)取得这些结果的时间。

层面2　不同病例亚组的效果比较(如严重贫穷和较贫穷者的比较,成人和儿童的比较)。不同组间结局指标可以进行公平性评价,用发病率或死亡率,或者用卫生服务的使用这种过程指标进行衡量[16]。社会经济状况分析可以用以资产为基础的方法定义不同的社会经济阶层[20]。人口学和健康调查,还有更多的近期的结核病患病率调查,正在越来越多地使用这些方法[21,22]。

层面3:比较卫生系统的投入需求。此类数据可以通过比较标准的和新的诊断方法的经济学分析得出,重点在于整个卫生系统而不仅仅是方法本身,还可以通过与卫生系统工作人员的访谈得出。

这些比较的数据可以通过干预组和对照组的所有研究个体获得,或者通过只针对有限个体的巢式亚研究获得。例如,在诊断过程中(要么是对照要么是干预)病例花费的深入定性和定量研究是耗时的,因此只在一部分研究个体中进行。然后层面1到层面3的数据就可以满足层面4和层面5中建

表 8　新诊断技术影响评估体系

评价层面		需要解决的问题	参考文献和资料
层面 1	有效性分析	新工具的准确性如何？	2
		有多少目前发现不了的病例例能够被新工具识别？	6
		使用新工具能够让得到实质性治疗（从平始到完成）的病例数增加多少？	7
层面 2	公平性分析	哪些人能够从新工具中受益？（门诊的或住院的、赤贫／贫劳的、男性／女性、成人／儿童）	8
		为什么能够产生这些益处？（新诊断技术所使用的卫生系统层面，改变达到结果的时间，病人费用）	13
层面 3	卫生系统分析	引入新工具的人力资源影响如何？（培训、员工数量和背干）	3
		对基础设施的影响如何？（设备、实验室设计、安全设施）	11
		对采购的影响如何？（试剂、耗材和文件）	14
		对质量控制的影响如何？（内部的和外部的）	

续表

评价层面	需要解决的问题	参考文献和资料
层面 4　推广分析	新工具推广预计的影响如何？比如	4
	a) 相对于患者收入所节省的费用	11
	b) 卫生工作者／卫生系统节省的费用	
	c) 新工具应用导致的感染控制改善对传播的影响	
层面 5　政策分析	是否已有或很可能马上就会有其他类似的技术？	11
	在以上每一个层面中，与类似现有的或新兴的技术相比	
	预期表现如何？	

模和其他方法的需求。

随机试验的类型取决于 IAF 所应用诊断方法的研发阶段。在示范研究中（可能优先于 STAG-TB 批准），具有控制良好的研究条件和数据收集工具的解释性的 RCT 是合适的。在接下来的实施或者应用研究中，使用已有的卫生系统数据的实用性 RCT 方法更加合适（解释性和实用性 RCT 区别的详细描述请见参考文献 23）。但是存在这样的问题，尤其在 STAG 批准的技术的实施研究中，即 RCT 试验设计会使得某些病例（对照组）无法从一种新技术中受益（假定新技术有益的话）。这种伦理学问题需要得到解决，比如，使用包含扩展计划的实用性 RCT 设计，例如，通过阶段 - 楔形设计，使得所有参与者均能够使用该技术，同时在不同阶段可以比较使用或不使用该技术的差别。

参考文献

1. Mann G et al. Beyond accuracy：creating a comprehensive evidence base for TB diagnostic tools. International Journal of Tuberculosis and Lung Disease，2010，14（12）：1-7.

2. Wilkinson D et al. Trial-of-antibiotic algorithm for the diagnosis of tuberculosis in a district hospital in a developing country with high HIV prevalence. International Journal of Tuberculosis and Lung Disease，2000，4：513-8.

3. Mundy CJF et al. Quality assessment of sputum transportation，smear preparation and AFB microscopy in a rural district in Malawi. International Journal of Tuberculosis and Lung Disease，2002，6：47-54.

4. Mundy CJF et al. The operation，quality and costs of a district hospital laboratory service in Malawi. Transactions of the Royal Society of

Tropical Medicine and Hygiene, 2003, 97:403-8.

5. Squire SB et al. "Lost" smear positive pulmonary tuberculosis cases: where are they and why did we lose them? International Journal of Tuberculosis and Lung Disease, 2005, 9:25-31.

6. Ramsay A et al. The bleach microscopy method and case detection for TB control. International Journal of Tuberculosis and Lung Disease, 2006, 10:256-8.

7. Cambanis A et al. Rural poverty and delayed presentation to tuberculosis services in Ethiopia. Tropical Medicine & International Health, 2005, 10:330-335.

8. Kemp JR et al. Can Malawi's poor afford free TB services? Patient and household costs associated with a TB diagnosis in Lilongwe. Bulletin of the World Health Organisation, 2007, 85:580-585.

9. Liu X et al. How affordable are TB diagnosis and treatment in rural China? An analysis from community and TB patient perspectives. Tropical Medicine and International Health, 2007, 12:1464-1471.

10. Theobald S et al. Towards building equitable health systems in Sub-Saharan Africa: What can we learn from case studies on operational research? Health Research Policy and Systems, 2009, 7:26 doi: 10.1186/1478-4505-7-26.

11. Ramsay A et al. New Policies, New Technologies: Modelling the Potential for Improved Smear Microscopy Services in Malawi. Public Library of Science ONE, 2009, 4(11):e7760. doi:10.1371/journal.pone.0007760.

12. Yagui M et al. Timely diagnosis of MDR-TB under program conditions: is rapid drug susceptibility testing sufficient? International Journal of Tuberculosis and Lung Disease, 2006, 10:838-843.

13. Ramsay A et al. Sputum sex and scanty smears：new case definition may reduce sex disparities in smear-positive tuberculosis. International Journal of Tuberculosis and Lung Disease，2009，13：613-619.

14. Harries AD et al. Using a bus service for transporting sputum specimens to the Central Reference Laboratory：effect on the routine TB culture service in Malawi. International Journal of Tuberculosis and Lung Disease，2004，8：204-210.

15. World Health Organization，The Stop TB Partnership. The Stop TB strategy：building on and enhancing DOTS to meet the TB-related Millennium Development Goals. World Health Organisation，2006.

16. Gwatkin D R. Health inequalities and the health of the poor：what do we know? What can we do? Bulletin of the World Health Organization，2000，78：3-1.

17. Christensen CM. The innovator's dilemma：when new technologies cause great firms to fail. Boston，MA，USA：Harvard Business School Press，1997.

18. Blumstein C，Goldstone S，Lutzenhiser L. A theory-based approach to market transformation. Energy Policy，2000，28：137-144.

19. World Health Organization. New WHO policies. World Health Organisation，2010. http：//www.who.int/tb/dots/laboratory/ policy/en/index.html Accessed September 2010.

20. Wagstaff A. Socio-economic inequalities in child mortality：comparisons across developing countries. Bulletin of the World Health Organization，2000，78：19-29.

21. Lönnroth K et al. Inclusion of information on risk factors，socio-economic status and health seeking in a tuberculosis prevalence survey. International Journal of Tuberculosis and Lung Disease，2009，13：171-

176.

22. Muniyandi M, Rajeswari R. Socio-economic inequalities of tuberculosis in India. Expert Opin Pharmacother, 2008, 9:1623-1628.

23. Zwarenstein M et al. Improving the reporting of pragmatic trials: an extension of the CONSORT statement. BMJ, 2008; 337:a2390.

附录Ⅳ

获得病例成本的工具

估算病例成本的工具可以帮助评估结核病对个人和家庭经济负担的影响。更准确地说,它有助于估算结核病患者在诊断和治疗期间的花费,它还可以帮助收集就医行为、个体和家庭收入、应对行为、社会经济状况、性别相关问题和结核病的社会影响等信息。

该工具包含一个可根据当地情况改编的通用问卷调查表,一篇文献综述,以及可根据工具改编、结果解释、社会经济学指标,方法、抽样和可能的干预手段的系列指南。此外,还包括一个 Epi-Info 数据录入模板,一个基于电子表格(Excel)的汇总表和一个用于结果展示的幻灯片(PowerPoint)范例。

该工具有 pdf 文档可供下载。下载地址链接为:http://www.stoptb.org/wg/dots_expansion/tbandpoverty/spotlight.asp.

请注意数据录入模板不是 MS Access 格式,而是 Epi Info格式。Epi Info 软件可在位于亚特兰大的美国疾病预防控制中心网站免费下载。[1]

---

[1] http://wwwn.cdc.gov/epiinfo/

附录 V

开展和评价患者主动发现方法的资源

通常情况下,在任一个给定的社区中,约有一半未确诊的痰培养阳性的结核病患者存在于 5%~10% 的报告慢性咳嗽的人群中,且该比例受社区艾滋病流行状况的影响不大[1-4]。有很多选择来推行患者主动发现(ACF)服务(见图 9 和表 9)。在此基础上,针对不同的环境,如城市和农村、结核病的高负担和低负担地区、有或无强有力的社区卫生工作者项目等,以及针对重点高危人群,如 HIV 感染者和艾滋病人、结核病患者的密切接触者、糖尿病患者和吸毒者等,应开发不同的模式,并对其进行验证。比如,选择包括兼职的社区工作者(成功的和不好的结果均有,见表 9)和专职的结核队伍来实施干预。为了找到最佳的 ACF 推行模式,需要对不同方法的有效性(需要筛检的数和诊断的病例数)和费用进行评价和比较,以便决定:(i)对社区中的哪些人群进行未诊断结核病的筛检(全人群、所有成人、直接询问有症状的成人、主动回应报告症状的成人或者已知具有结核病危险因素的成人);(ii)如何筛检(不同的症状、痰涂片镜检、胸部放射检查或是更新的结核诊断技术)。此外,需要对不同方式的社区为基础的服务的有效性和成本进行评价。

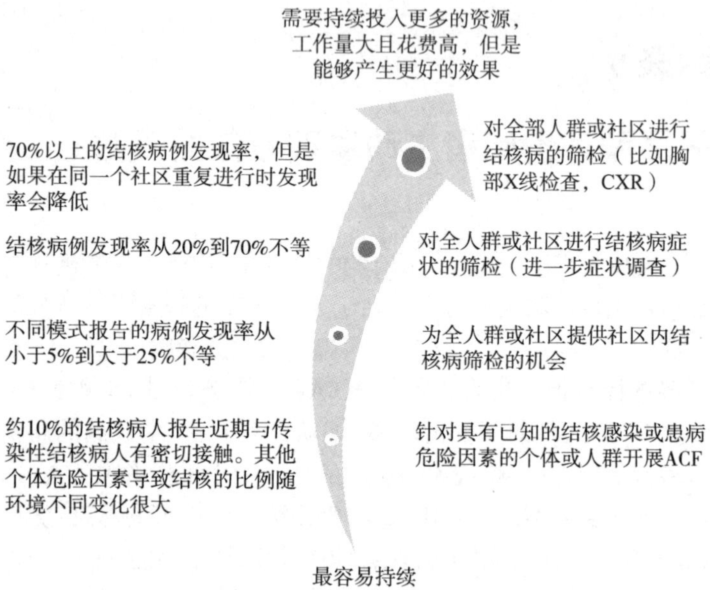

附 录

需要持续投入更多的资源，
工作量大且花费高，但是
能够产生更好的效果

70%以上的结核病例发现率，但是
如果在同一个社区重复进行时发现
率会降低

对全部人群或社区进行
结核病的筛检（比如胸
部X线检查，CXR）

结核病例发现率从20%到70%不等

对全人群或社区进行结核病症
状的筛检（进一步症状调查）

不同模式报告的病例发现率从
小于5%到大于25%不等

为全人群或社区提供社区内结
核病筛检的机会

约10%的结核病人报告近期与传
染性结核病人有密切接触。其他
个体危险因素导致结核的比例随
环境不同变化很大

针对具有已知的结核感染或患病
危险因素的个体或人群开展ACF

最容易持续

图 9　根据目标人群特征的各种 ACF 服务的有效性和
可持续性的不同层次

表 9　广泛策略和提供患者主动发现服务（ACF）的
各种方法的代表性例子（可参见图 9）

广泛策略	代表性例子	
对全人群或社区进行结核病的筛检	大多数的患病率调查[5]上世纪美国和欧洲的移动胸部 X 线检查[6]南非矿工和韩国公务员的年度胸部 X 线检查[7-10]	最常见的是对所有成人进行胸部 X 线筛查，有些有症状筛查，有些没有。一次性进行可提供估计的患病率；如果重复进行，可以提供趋势[8,21]；如果频繁重复，可以实现病例的主动发现[6]。放射性检查发现不了的

广泛策略	代表性例子	
		结核病人限制了重复 CXR 的效果[22]
对全人群或社区的肺结核病症状筛查（对有症状者进一步研究）	在城乡人群和监狱进行的肺结核"快速调查"[11-15]。对所有家庭成员进行单独访谈[11-14]或逐户询问家庭中慢性咳嗽的情况[7]。	对报告有症状的人进行 CXR 或痰涂片检查。提供低成本的患病率估计（一次性实施，只对有症状的疾病）[11-15]，如果周期性重复可主动发现病例[7]。与向外展服务报告症状相比，需要更多密集的资源，并且，在一个研究中，有效性不佳（每轮病例发现率约 20%[7]）
为全人群或社区提供在社区内筛查肺结核的机会	为所有希望进行筛查的人，或者仅为有症状的人，提供外展或社区服务。提供方法有： - 周期性的外展诊所/厢式服务车[7,16] - 社区卫生工作者或一般志愿者提供连续的服务[17-19] - 以社区为导向[20]	依赖于社区动员/宣传，有社区级的痰标本收集 在一些例子[7,17,19,20]中对病例的发现有很好的效果，但另外一些则没有[16,18] 对一个城市人群中未诊断的肺结核病患者影响很大[7]
针对具有已知结核感染或疾病危险因素的个体或人群开	对具有已知结核病危险因素的人（如艾滋病、糖尿病、静脉注射吸毒者、迁入移民）进行筛检和接触者追踪（尤其是进行结核病感染和患	可以和异烟肼预防性治疗（IPT）结合起来。在那些具有高危人群比例、较强诊断和慢性病救治服务能力的社区，对有感染结核病危险因素的人进行筛查，最为有效

189

续表

广泛策略	代表性例子
展 ACF	病的筛检）	覆盖极其贫困人群时,需要提供社区级服务以识别具有危险因素的个体并进行筛检

参考文献

1. Tupasi TE et al. Bacillary disease and health seeking behavior among Filipinos with symptoms of tuberculosis:implications for control. *International Journal of Tuberculosis and Lung Disease*,2000;4(12): 1126-32.

2. Ayles H et al. Prevalence of tuberculosis,HIV and respiratory symptoms in two Zambian communities:implications for tuberculosis control in the era of HIV. *PLoS ONE*,2009;4(5):e5602.

3. Corbett EL et al. Provider-initiated symptom screening for tuberculosis: diagnostic value and the impact of HIV. *Bulletin of the World Health Organization*,2010;88(1):13-21.

4. National Tuberculosis Institute B. Tuberculosis in a rural population of South India:a five-year epidemiological study. *Bulletin of the World Health Organization*,1974;51(5):473-88.

5. Glaziou P et al. Tuberculosis prevalence surveys:rationale and cost. *International Journal of Tuberculosis and Lung Disease*,2008;12(9): 1003-8.

6. Golub JE,Mohan C,Comstock GW,Chaisson RE. Active case-finding of tuberculosis:historical perspective and future prospects. *International Journal of Tuberculosis and Lung Disease*,2005;9:1183-203.

7. Corbett EL et al. Comparison of two active case-finding strategies for community-based diagnosis of symptomatic smear-positive tuberculosis and control of infectious tuberculosis in Harare, Zimbabwe(DETECTB): a cluster-randomised trial. *Lancet*, 2010; 376: 1244-53.

8. Bai GH, Kim SJ, Lee EK, Lew WJ. Incidence of pulmonary tuberculosis in Korean civil servants: second study, 1992-1994. *International Journal of Tuberculosis and Lung Disease*, 2001; 5 (4): 346-53.

9. Churchyard GJ, Kleinschmidt I, Corbett EL, Mulder D, De Cock KM. Mycobacterial disease in South African gold miners in the era of HIV infection. *International Journal of Tuberculosis and Lung Disease*, 1999; 3: 791-8.

10. Churchyard GJ et al. 12 versus 6-monthly radiological screening for the active case-finding of tuberculosis: a randomised controlled trial. *Thorax*, 2011; 66 (2): 134-9.

11. Sekandi JN, Neuhauser D, Smyth K, Whalen CC. Active case finding of undetected tuberculosis among chronic coughers in a slum setting in Kampala, Uganda. *International Journal of Tuberculosis and Lung Disease*, 2009; 13 (4): 508-13.

12. Schuurman EMW et al. The rapid village survey in tuberculosis control. *Tuberculosis and Lung Disease*, 1996; 77 (6): 549-54.

13. Jittimanee SX, Ngamtrairai N, White MC, Jittimanee S. A prevalence survey for smear-positive tuberculosis in Thai prisons. *International Journal of Tuberculosis and Lung Disease*, 2007; 11: 556-61.

14. Demissie M, Zenebere B, Berhane Y, Lindtjorn B. A rapid survey to determine the prevalence of smear-positive tuberculosis in Addis Ababa. *International Journal of Tuberculosis and Lung Disease*, 2002; 6: 580-4.

附 录

15. Shargie EB, Yassin MA, Lindtjorn B. Prevalence of smear-positive pulmonary tuberculosis in a rural district of Ethiopia. *International Journal of Tuberculosis and Lung Disease*, 2006;10:87-92.

16. Harper I, Fryatt R, White A. Tuberculosis case finding in remote mountainous areas—are microscopy camps of any value? Experience from Nepal. *Tuberculosis and Lung Disease*, 1996;77(4):384-8.

17. Datiko DG, Lindtjorn B. Health extension workers improve tuberculosis case detection and treatment success in southern Ethiopia: a community randomized trial. *PLoS ONE*, 2009;4(5):e5443.

18. Shargie EB, Morkve O, Lindtjorn B. Tuberculosis case-finding through a village outreach programme in a rural setting in southern Ethiopia: community randomized trial. *Bulletin of the World Health Organization*, 2006;84:11-119.

19. Miller AC et al. Controlled trial of active tuberculosis case finding in a Brazilian favela. *International Journal of Tuberculosis and Lung Disease*, 2010;14(6):720-6.

20. Getahun H, Maher D. Contribution of 'TB clubs' to tuberculosis control in a rural district in Ethiopia. *International Journal of Tuberculosis and Lung Disease*, 2000;4(2):174-8.

21. Hong YP, Kim SJ, Lew WJ, Lee EK, Han YC. The seventh nation-wide tuberculosis prevalence survey in Korea, 1995. *International Journal of Tuberculosis and Lung Disease*, 1998;2:27-36.

22. Lewis JJ et al. HIV Infection does not Affect Active Case Finding of Tuberculosis in South African Gold Miners. *American Journal of Respiratory & Critical Care Medicine*, 2009;180:1271-8.

附录Ⅵ

在国家结核病防治规划中开展实施性研究的能力建设：在何处建设，建设什么和怎么建设？

在国家结核病防治规划（NTCP）框架内，除非有合适的能力建设，否则实施性研究不可持续。从NTCP的角度来说，主要应注意以下几个方面：a）实施性研究的能力具体应在哪里建设？b）需要建立哪种能力？c）怎样进行能力建设？下面根据马拉维、巴西和印度尼西亚开展的能力建设和结核病实施性研究中的经验，通过若干案例研究来做具体说明。

1. 实施性研究的能力应在哪里建设？

应该在NTCP框架内，还是政府研究机构、大学（国内或国际）或与NTCP合作的非政府组织？每个选项均有其优势和局限性，下面将逐一讨论。

1.1 **将实施性研究整合在NTCP框架中** 可以将研究提升为一个重要的卫生服务提供活动，并且能够改善对项目活动的监控和开发并使用适合的信息系统。重要的是，有助于规划管理者授权将研究成果转化为政策和实践。但是，在NTCP中纳入实施性研究往往要面对一系列的挑战[1,2]。首先，缺乏专门的时间去进行实施性研究，同时能力也往往有限。其次，管理者可能没有认识到实施性研究的相关性，因为他们的精力主要放在规划的实施上，而研究问题可能并不是优先考虑,或者在国家层面上没有机制来决定研究的优先权。第三,那些在国外学习并取得硕士或以上学位的人通常被任命到高级管理岗位,他们常常没有时间或机会进行研究。这些挑战在缺乏办公基础设施和实施支持的情况下会更加严重。

　　然而,很多促成因素能有助于克服这些问题。第一也是最重要的,应在国家层面建立一个协调机制,为建立和修订研究优先权提供一个清晰的策略,保证研究问题与项目实施和服务提供紧密联系。要有一个全职的、胜任的、具有合适项目技能的研究官员,为规划管理者提供支持,并开发策略以激励员工(比如在职培训和督导、研究研讨会等)。所有这些必须同时有适合的基础设施来支持研究,如办公场所、网络连接、数据管理和分析能力、固定人员和交通。框图 3 中给出了马拉维一个将研究能力和实施整合在 NTCP 的例子,并概述了在该国有助于开展结核病实施性研究的促成因素。

框图3　马拉维研究示例

马拉维结核病实施性研究的能力建设及开展

为实施性研究提供技术支持和专用资金

　　1996 年,英国国际发展部(DFID)开始为马拉维国家结核病防治规划(NTCP)提供技术和资金支持来制订、实施、报道和传播实施性研究。在 1996 至 2003 年间,除了国际防痨和肺部疾病联合会(The Union)提供的支持以外,其他开发机构和国际组织也与DFID 合作来支持 NTCP 实施性研究的开展。包括挪威技术协作和发展部门(NORAD),荷兰皇家防痨协会(KNCV),世界卫生组织

（WHO）和美国国际开发署（USAID）。提供资源进行培训，包括督导过程中的在职培训，年度研究培训研讨会，年度撰写技能研讨会和年度总结会，将研究成果分享给全国和国际的利益相关者。

多方参与的伙伴关系

建立了一个多方参与的伙伴关系，借此，来自 NTCP 内部的、本地机构（如马拉维医学院、国家 AIDS 项目）、国际组织和非政府组织（NGOs）（如 WHO、无国界医生组织和国际防痨和肺部疾病联合会）、学术界（如利物浦热带医学院）的研究想法均可在马拉维结核病项目管理组每 6 周一次的会议上讨论和决定。在确立优先顺序以后，由合作伙伴们分别开展研究。与马拉维国家卫生科学研究委员会建立良好的关系，该委员会负责在下一年度开始之前，接收和批准年度研究计划和项目，并要求上报年度报告和发表论文的复印件。每年末，根据研究实施情况、完成的研究内容、发表的文章和研究对政策和实践产生的影响等要撰写报告[2-9]。

任命一名核心官员，与 NTCP 的最高领导紧密协作，负责实施性研究的领导、组织和开展。这是建立有效合作关系和马拉维结核病实施性研究的重要促成因素[1]。

建立一个具有覆盖全国、标准化的病例发现、治疗和监控系统的可持续、运转良好的结核病防治规划的指导准则

NTCP 从一开始就制定指导准则来加强研究的整合和实施。首要的是有一个包含现代结核病病控制策略（DOTS 策略）的所有关键因素在内的运行良好的规划，尤其要确保登记本（特别是实验室痰检登记本和地区 / 医院结核病患者登记本）和结核病治疗卡保存完好。预期这些登记本和治疗卡将形成实施性研究数据收集的一个重要部分。

针对全国和地方结核病控制目标实现的限制，进行研究课题的评估和优先排序，并整合到已有的结核病系统

在 NTCP 发展的最初 3 年计划和最终的 5 年计划，有一系列的关键指标服务于全国结核病控制的总体目标。明确识别出不利于达成指标的限制因素，提出研究问题，通过澄清或找出解决方法来帮助克服这些局限性。研究问题主要基于三个主题：ⅰ）是否缺乏问题相关的知识？比如，羁押人群中结核病的流行情况；ⅱ）是否缺乏合适的工具或有更好的工具可以使用？比如，艾滋病检测、咨询和复方新诺明预防性治疗的组合能否降低结核病病例的病死率；ⅲ）工具没有被有效使用还是工具本身没有效果？比如，筛查可疑肺结核病患者时使用 2 份痰涂片比使用 3 份是否更加经济有效？

提前思考

每年的工作计划中，在 NTCP 中纳入有详述研究活动计划的年度研究项目，并得到结核病规划指导小组的批准。在 1996 至 2003 年间，开展、完成和发表了大量研究。实施性研究的成功从多个方面进行评价：1）预期的年度目标，包括项目的启动、完成，文章撰写和发表，是否完成；2）研究结果能否影响政策和实践；3）研究是否对提高规划绩效有帮助。

强调国内和国际宣传

一旦研究完成，快速转化为报告和论文，其中很多随后发表在国际同行评议杂志上。这被认为是在马拉维国内和向国际宣传知识的最好方式，并且这些出版物使 TB 和 TB-HIV 实施性研究获得科学公信力和尊重。7 年中，NTCP 撰写了超过 100 篇研究论著和约30 篇综述 / 评论和政策文章。每年，马拉维结核病控制项目产出的研究出版物被整理到年度报告中，并印发到这个国家的所有地区。

关注结果、政策转化和实践

开展的实施性研究使国家政策和实践发生了关键的改变。包括监狱结核病控制项目的创立,该项目持续至今[10,11];既往结核病病例记录和报告的改善[12];治疗方案的转变,从以医院为基础,2个月强化治疗,每日注射链霉素,转变为口服药门诊治疗,由卫生机构或者家庭监护人承担[13];对转诊患者更好的管理[14];对所有结核病患者的常规艾滋病检查和咨询,并为艾滋病阳性者提供复方新诺明预防性治疗[15-18]。在国际范围,研究对医务人员安全指导准则的制订和修改、监狱结核病控制、将结核病治疗从医院分散到卫生中心及以外、艾滋病相关结核病病例的管理以及 WHO 最终采纳将结核病患者诊断基于 2 份痰涂片检查而不是 3 份痰涂片做出了贡献。

挑战和经验教训

尽管成果很多,并不是所有实施性研究都是成功的。受过良好训练的研究官员太少,要做的事情太多,增加官员数量的尝试仅取得了部分成功。若干在 NTCP 资助下开展和实施的项目由于研究设计差、数据收集差或数据不可靠、监管不力等原因没有完成,偶尔一些研究虽然完成了,但是由于非常复杂,没有能够转化为易于理解和阅读的文章。有时,研究完成了,文章也发表了,表明某种干预对项目来说是可行的和有益的[19],但是由于各种原因,政策和实践却没有相应改变。关键经验是,非常必要建立学习系统,了解做什么才能奏效、在哪做、为什么做和怎么做。

1.2　**将实施性研究能力定位在政府研究机构**　例如,在肯尼亚,肯尼亚医学研究院(KEMRI)在实施性研究中起领导作用。优点是 KEMRI 作为卫生部公共卫生研究的首要参考点,不仅为结核病,还为其他重要的国家项目提供服务。因此,它能够刺激政府对更广泛层面研究的主人翁和责任意识,并且能够为接受过培训的国家研究人员提供就业机会。但是,目前如何将这个工作在功能上和结核病项目联系起来,尚缺乏实践经验,而且需要获得额外的资助。在此结构不存在的情况下,较为明智的是先在 NTCP 内部建立一个结构,然后将此结构整合到一个跨项目的研究中心作为一个长期目标。

1.3 **大学有潜在的实施性研究机会** 大学的技术资源对特定领域的研究特别有用(如定性研究、经济学和社会科学),大学有方法学和出版技能,他们的介入能够增强结核病项目的科学文化。但是,也有风险,将研究外包给学术机构会将研究者从项目抽离,对现存的能力产生不利影响。同时,由于具体实施并不是学术机构的使命,研究成果可能会被移交给没有执行时间而又缺乏责任精神的项目管理者,造成政策和实践产出方面非常有限甚至缺失。许多学术研究者缺乏实际项目经验,也会使研究过于学术而与实际偏离太远。但是也有系统性地将研究机构与 NTCP 联系起来的例子,加强NTCP 以外的研究能力,如印度尼西亚——见框图 4。

框图 4 印度尼西亚案例

印度尼西亚建立实施性研究能力:将研究机构与NTCP联系起来,加强NTCP以外的研究能力

多方伙伴关系

结核病实施性研究小组(TORG)成立于 2003 年,成员包括印度尼西亚重点大学的研究人员、国家卫生研究和发展中心(NCHRD),

NTCP 和主要资助机构。该小组的职责有：ⅰ）制订印度尼西亚实施性研究计划；ⅱ）促进研究者和结核病防治规划间的信息交换；ⅲ）在国家、省和地区层面为实施性研究提供支持；ⅳ）在国家层面促进研究协作；ⅴ）主动支持来自大学和地区卫生办公室的年轻研究人员，进行结核病实施性研究的能力建设；ⅵ）对提交到 NTCP 进行评议或资助申请的实施性研究提案，进行相关性和质量评价。

研究能力发展策略：重点针对年轻研究者的分散培训

印度尼西亚的 TORG 2008 年制定了一个与研究机构相关的实施性研究的计划，和加强 NTCP 之外研究能力的操作规程。此后还组织实施性研究课程，包括：

设计和实施卫生系统研究项目

- 第一册：提案撰写和现场工作
- 第二册：数据分析和报告撰写

通过每次课程约 4 个组，每个课程 5 个人（3 人来自大学，2 人来自省或地区卫生办公室）来组织培训。参加者从国家、省、地区结核病防治规划和大学中选拔。33 个省中有 23 个已经参加。

促进研究者和 NTCP 之间的信息交换

项目的一个重要特点是 TORG 和 NTCP 主席间的常规会议和接触。TORG 还组织全国实施性研究宣传会议，与参与省共享成果的研讨会等。

实施性研究的相关性、质量和优先顺序

经过 2 年的时间，TORG 建立了研究提案评价的指导准则，已使用该准则评议了 36 份递交到 NTCP 的实施性研究提案，其中 12 个通过并获得了资助。

强调出版,包括国内和国际

TORG 成立以来,已经在国际同行评议杂志中发表了三篇文章。15 个省完成了实施性研究课题,并将课题建议进行宣传;10 个省完成了相关项目,建议得以实施;60% 的参与者(40 人)在课程之后继续从事其他研究项目。

挑战和经验

在 NTCP 之外的能力建设具有挑战性。许多高校研究者没有足够的结核病项目实施知识或经验。由于利益的驱动,研究者在研究问题的陈述 / 构想中存在偏倚的潜在风险,与 NTCP 优先顺序不一致。外部驱动的研究获得参与伙伴的支持有限,研究建议的实施更加困难。如果研究产出不能转化为政策和实践,资助就很难持续。

然而,将研究机构和 NTCP 联系起来和加强研究能力具有独一无二的优势。处在科学环境中的研究者能很好地将严谨和高效的方法学带入研究过程。研究是高校和研究机构的主要工作,因此人力资源能致力于开发和完成研究项目,而 NTCP 内的研究者则常常还有很多其他的工作任务。此外,由 NTCP 以外的人实施研究更加独立,有利于 NTCP 挖掘国内已经具备的研究资源。从科学的角度看,在研究机构和 NTCP 间建立伙伴关系能够锻造可持续的结核病研究能力,纳入其他学科的可行性高(多学科研究)。这使得 NTCP 能够在可承受的花费下,获得持续的解决问题的专业能力。

　　1.4　非政府组织(NGOs)与项目的合作能够提供很多机会。他们与特定的环境下的易感人群一起工作(如,羁押人群、性工作者、耐多药结核病患者等),通常研究者没有或很少有权限进入这些环境。优点是这些非政府组织进行实施性研究项目通常能在局部范围将研究结果转化为政策或实践,从而增加项目的益处。资源相对丰富的非政府组织能为项目的实施带来人力和物质资源的补充。尤其是,非政府组织善于倡议,这在提升实施性研究和催化政策和实践改变方面具有非常重要的作用[3-5]。和非政府组织合作的一个常见问题是,他们可能缺乏研究领域的训练和能力,还有和国家项目交流的文化和技能。框图 5 给出了巴西的非政府组织充当先锋的例子,他们以一种整合的方式(整合实施者、学术机构和社区)促进实施性研究和研究能力发展,为结核病和结核病 / 艾滋病控制做贡献。

框图 5　巴西案例

巴西Rede-TB经验:结核病控制的新卫生系统干预工具的开发和影响评估,特别关注TB/HIV和DR-TB

背景

在 1980 至 2000 年间,巴西没有非政府组织为结核病控制工作,NTCP、学术界和私营部门之间几乎没有交流。卫生专家和研究者互相不把对方视为合作伙伴。结核病控制政策的开发不是由科学证据驱动,政策的有效性和影响也没有受到监控。在研究能力建设方面缺乏投入,反映了这期间开展的研究范围和类型非常有限。

多方伙伴关系

为应对巴西研究能力发展缺乏系统方法的问题,2001 年 3 月在里约热内卢召开了一个“结核病研究和控制远景研讨会”。研讨会的目的是找到结核病控制的新产品、技术和策略的发展和评价方法。会议邀请了多方人士,来促进政府承诺,为研究能力的发展建立一个系统的、可持续的体系。代表们来自国家和省的结核病和艾滋病项目、公立和私立实验室、研究/教育机构、生物医学协会、国家规范机构和卫生委员会,还有相关的非政府组织和公司。会上,大家就结核病研究网络作为一个创新策略来填补所有空白的需求达成了一致。

促进研究者和NTCP之间的信息交换

巴西结核病研究网络(Rede-TB)创建于 2001 年 4 月,旨在国家层面发展结核病控制研究能力方面发挥先锋作用。Rede-TB 的主要目的是用整合的方式促进研究和教育活动,为 TB 和 TB/HIV 控制做出贡献。

Rede-TB 初始是一个非政府组织,由一群跨学科的研究人员和学生组成,专业涉及卫生科学、工程学和教育学,后来民间社会合作伙伴和卫生服务(结核病和艾滋病)代表(来自联邦、州和自治市层面)也加入进来。Rede-TB 是一个由 47 家机构的 160 名会员组成的会员组织,包括研究人员、政策制定者、艾滋病和结核病管理者。策略是建立一个有自我组织节点的网络,这些节点称为协作区或工作组,根据研究兴趣的特定领域建立,其共同的愿景是,打造一个基础的平台,让会员们团结在一起,找出空白,建立研究伙伴关系。

Rede-TB 在 2004 年巴西抗结核病伙伴关系(BPAT)的创立中发挥了重要的作用。2004、2007 和 2010 年,Rede-TB 的研究者受卫生部的邀请帮助制订国家结核病研究议程。Rede-TB 还推动了许多研究计划的建立,包括结核病诊断的科学和技术平台,与拉丁美洲的结核病控制网络和 WHO 一起开发。研究机构和大学现在也加入到结核病实施性研究的开展中来,通过若干标准化程序的实验室,基础和临床研究之间有良好的互动。这使得政府机构(NTCP、中央实验室、卫生监督机构)和行业之间的互动非常有效。

研究能力发展战略:卫生系统研究方法和实施性研究的分散化多层次培训

2004 年,Rede-TB 在里约热内卢省试点研究培训,获得卫生部科学技术部门颁发的奖项。在此基础之上,国际协作 TB 和 HIV/AIDS 实施性卫生系统研究(ICOHRTA)研究能力项目扩展培训到另外的 5 个省,在美国国立卫生研究院和国家卫生部的资助下,在临床、实施和卫生领域等方面开展研究训练。医务工作者和社区领袖受邀参加研究方法学课程,根据他们的学术背景可以选择不同时长和程度,并且根据他们的服务经验和问题形成他们自己的研究课题。其中最优秀的课题由 Rede-TB 研究者指导,由 ICOHRTA 和国家卫生部资助。

强调学术产出的推广

对 1986 年至 2006 年间发表的巴西结核病方面的学术文章的趋势评价显示,1054 篇出版物中,只有 6.8% 是实施性研究,3.5% 包括了定性评估[20]。Rede-TB 近年在巴西结核病学术产出的推广中贡献突出。巴西研究生学习机构(CAPES)对 2004 到 2008 年间数据库中关于结核病的论文和学位论文的分析显示,42% 的博士论文和 37.4% 的硕士论文是由 Rede-TB 成员指导的。

关注结果,政策和实践的转化

指导原则制定者和政策制定者应将任何指导原则的修订视为技术协作的良机,在广泛达成一致意见以后,结核病和艾滋病项目协调者(联邦、州和自治市层面)优先实施性研究来评价结核病控制现有工具的有效性,以及引进应用前新工具的影响。用整合的工作方式,Rede-TB 研究者在基础、临床和实施性研究方面受到了来自国家和国际的重大资助。近来,Rede-TB 研究者参与到公共卫生系统引入新的诊断方法(如 Xpert MTB/RIF、线性探针技术等)的影响评价的协议制定中,并且接受资助对巴西科学家和国内公司合作研发的一种新的肺结核病分子诊断方法(DETECT TB)的准确性进行调查。

此外,Rede-TB 进行了一个全国范围的定性研究,在巴西 10 大都市圈,从患者、卫生专业人员和卫生单位及民间社会组织的管理者的角度,描绘结核病诊断的卫生服务的表现。调查发现,结核病治疗有效性低,表现在卫生专业人员(即使对结核病非常了解的专家)很少怀疑结核病,很多人被推荐到医院/急诊和基础卫生保健机构就诊,各级服务(包括实验室网络)之间的交流沟通和转诊推荐存在缺陷[21-23]。另外,患者初诊的时候,医疗机构并没有把结核病诊断检查作为常规项目。在有效结核病诊断前患者的出行需求成为从症状出现到结核病诊断的时间增加的因素。这种情况即使在健康家庭项目受到高度重视、卫生系统更加分散化的城市也在发生。

在 2010 年 3 月发布的最新国家指导原则中,实施性研究使得国家政策和实践发生了重要的改变。包括,易感人群(如原住民、无家可归者、在押人员等)结核病控制项目的建立;卫生机构(医院、监狱和初级卫生服务机构等)结核病感染控制工具的开发;对所有艾滋病感染者中结核病疑似患者的常规培养、疑似耐药结核病患者的药物敏感试验;对所有疑似结核病患者进行艾滋病检测;对新诊断结核病患者的治疗方案的改变(一种固定剂量搭配的四种药物);和标准化的耐药结核病治疗。

挑战和经验教训

Rede-TB 的创立帮助在学术界、卫生系统和民间组织之间建立了崭新的桥梁。学术界的加入,通过实施性和卫生系统研究方式,增强了结核病和艾滋病管理者、卫生专业人员、卫生系统使用者和国家产业在响应当地需求的科学知识产出中的能力。

Rede-TB 是非政府组织领导和协助国家研究能力发展的独一无二的例子,显示了非常有意义的可量化的成果。但是,还面临许多的挑战。成果的可持续性需要在研究能力发展上的持续投入;在已经建立的研究协作区域资助研究;培训医务工作者、管理者和社区领导者,使其产生态度和行为的改变,改善服务获得性、治疗持续性和各级结核病服务之间,以及和民间团体之间的信息交流。此外,监控和评价中的混乱局面需要解决,并且加快将研究整合到国家结核病防治规划的进程。

总之,经常有许多地方和合作伙伴在国家层面介入,各自有相对优势。最好的实施性研究的选择是由国家规划牵头的合作伙伴模式,能够促进规划工作人员和研究者的更好参与、共同所有权和责任感。更为重要的是,要将实施性研究的资金和资源整合到国家规划以取得制定国家结核病研究计划的决定权,并评价如何和何时引入新技术和进行实施。后者常常由国外机构所垄断,这种不平衡需要校正。

2. 需要什么样的研究能力?

研究能力建设的最终目标是为个人、组织或系统建立能力,有效、高效和持续地开展和利用卫生研究[24]。培训(一种有组织的活动,旨在传授信息和(或)说明以改善受众的行为表现或帮助他们达到需要的知识或技能水平)不同。在规划层面,在能力建设的过程中需要做到以下几点:

a）提出正确的研究问题的能力；

b）掌握开展方法学上严谨的研究所需的步骤；

c）收集、储存、质量控制、管理和数据分析的能力（定性和定量的）；

d）报道研究结果并在同行评议杂志上发表研究结果的能力；

e）在研究的整个过程中，团结合适范围内的利益相关者（包括社区和政策制定者），促进结果的最终利用。

许多 NTCP 成员认为发表相关的写作技巧是一个挑战，提出关键的研究问题和研究方法这些基本能力方面也存在差距。为此，本文力图为 NTCP 管理者和研究者开展实施性研究项目提供一个参考工具，一个根据设定的研究优先顺序制定的合适的研究方法简要对照表（见附录 Ⅱ）。

3. 如何进行能力建设？

3.1 培训课程：

许多组织，如 WHO、美国疾病预防控制中心（CDC）、无国界医生组织（MSF）、日本防痨协会（JATA）、国际防痨和肺病联合会（the Union）及许多其他组织（此表不甚详尽），都在实施性研究培训方面有许多投入，但是，对这些模式，以及他们对研究和项目实施影响的评估却非常有限。近期日本结核病研究院发表的一篇文章提到，2001 到 2007 年间，日本所有参加国际培训课程的人中，只有 40% 开展了实施性研究项目，没有人撰写研究论文[6]。被提及的没有开展和完成研究的主要原因是：缺乏时间、缺少资金、指导者不同意和缺乏写作能力。此外，不充分的或缺少保留机制和长期工作机会进一步加剧了训练有素研究者的损耗。可见，培训有助于能力建设，但是除非与规划发展或协作充分整合,或者有其他长期能力发展计划的支持,如项目导师制,否则可能不会引起项目实施的改变,如患者治疗和公共卫生的改善。

3.2　整合的有针对性的能力培养方法:

如附录Ⅲ中的框图 2 和附录Ⅵ中的 3、4 和 5 项所述,能力培养能够整合到规划发展或研究协作中,形成支持结核病规划项目的研究网络。这种整合的、国家为基础的方式可由有针对性的、新颖的学习过程支持,如由国际防痨和肺病联合会和无国界医生组织及其伙伴开展的方法[7]。培训的目的是为在医生、护士、数据分析者和其他项目工作人员中开展实施性研究培养实战能力,确保结果的适时发表。该模式基于亲自动手模块化方法,实用且有严格的学员筛选标准。由经验丰富的促进者实行强有力和持续的导师制,为学员提供长期保留机会,如实施性研究奖学金。培训评价以绩效为基础,要求学员在每一个模块完成设定的目标,才能继续。这个方法的初步结果非常令人鼓舞,首批在 2009 年开始课程的 12 名学员,在课程结束后的 12 个月内,已经提交了 14 篇论文申请发表,其中 11 篇已经发表或印制中。

3.3　能力培养的评价指标:

理想来说,研究能力的培养应使研究者能够独立开展、管理和获得他们自己的研究项目的资助,并确保他们的研究发现被合适地传播和使用。研究结果在同行评议杂志的发表是任何研究过程的重要产出,使研究发现得以传播,也是一个成功完成科学研究的好的指标。此外,能力培养的评价可以通过一系列定量和定性的指标(见表 10)进行,虽然这些指标仍需不断验证。

表 10 结核病规划中实施性研究能力培养评价的
建议指标(来自参考文献 25)

定量指标	定性指标
● 有一个实施性研究办公室 ● 有一个研究官员 / 中心 ● 实施性研究专用的机构或项目资助 ● 实施性研究纳入年度预算和计划的证据 ● 国内和国外同行评议杂志上发表文章的数量 ● 出席会议的次数 ● 授予学位的数量(如,硕士、博士、博士后) ● 开始 / 完成研究生项目的员工数量 ● 研究基金 / 其他资助的数量 ● 被现有组织和合作者雇佣进行实施性研究的受训员工数量(如,政府部门、非政府组织等) ● 研究 / 支持性员工数量 ● 完成博士研究的平均时间 ● 职业轨迹—获得晋升的数量	● 导师的可及性 ● 学术支持(雇佣安全性 / 任期长度) ● 项目质量(由管理质量指标评价,如领导力、团队协作和决策力等) ● 教学质量指标(教学效率、教学方法) ● 学习质量指标(学习态度、出席率) ● 学习者对研究结果的信心和能力(如态度、意图)

结论

在结核病防治规划层面进行可持续性的实施性研究需要快速和持续的能力建设。在近期修订出版的**全球遏制结核病计划 2011—2015** 中,已经强调了实施性研究的重要性,该书指出了完成 2015 年结核病千年发展目标(MDG)和遏制结核病合作伙伴组织(Stop TB Partnership)目标的实施性研究需求。能力建设必须迅速,因为培训模式需要在这些目标的时

间框架内推广。培训的方法必须实用,以目标为导向,有明确
的结果和产出能够影响政策和实践。长期目标是通过世界各
地的协作网络发展实施性研究的领导力。

目前,能力建设是在规划层面加强实施性研究的一个至
关重要的部分。此外,有许多其他促成因素为结核病规划研
究提供了有利环境。

参考文献

1. Harries AD. Integration of operational research into National
   Tuberculosis Control Programmes. *Tuberculosis* (Edinb), 2003; 83(1-3):
   143-7.

2. TB Research: Putting research into policy and practice: the experience
   of the Malawi National Tuberculosis Programme. Geneva, World Health
   Organization, 1999.

3. Zachariah R et al. Voluntary counselling, HIV testing and adjunctive
   cotrimoxazole reduces mortality in tuberculosis patients in Thyolo,
   Malawi. AIDS, 2003; 17(7): 1053-61.

4. Zachariah R et al. Payment for antiretroviral drugs is associated with a
   higher rate of patients lost to follow-up than those offered free-of-charge
   therapy in Nairobi, Kenya. *Transactions of the Royal Society for Tropical
   Medicine and Hygiene*, 2008; 102(3): 288-93.

5. Zachariah R NF, Draguez B, Yun O, Reid T. Conducting operational
   research within a non-governmental organisation: the example of
   Médecins Sans Frontières. *International Health*, 2010; 2: 1-8.

6. Ohkado A et al. Evaluation of an international training course to build
   programmatic capacity for tuberculosis control. *International Journal of
   Tuberculosis and Lung Disease*, 2010; 14(3): 371-3.

7. The Union/MSF approach to operational research training. Paris, International Union Against TB and Lung Disease, 2009.

8. United Nations Millennium Development Goals. New York, United Nations, 2001.

9. Harries AD et al. Tuberculosis research in Malawi: making it count. *Recent Advances and Research Updates*, 2001; 2: 103-118.

10. Nyangulu DS et al. Tuberculosis in a prison population in Malawi. *The Lancet*, 1997; 350: 1284-1287.

11. Harries AD, Nyirenda TE, Yadidi AE, Gondwe MK, Kwanjana JH, Salaniponi FM. Tuberculosis control in Malawian prisons: from research to policy and practice. *International Journal of Tuberculosis and Lung Disease*, 2004; 8: 614-617.

12. Harries AD, Salaniponi FML. Recurrent tuberculosis in Malawi: improved diagnosis and management following operational research. *Transactions of the Royal Society for Tropical Medicine and Hygiene*, 2001; 95: 503-504.

13. Salaniponi FM et al. Decentralisation of treatment for patients with tuberculosis in Malawi: moving from research to policy and practice. *International Journal of Tuberculosis and Lung Disease*, 2003; 7: S38-S47.

14. Meijnen S et al. Outcome of patients with tuberculosis who transfer between reporting units in Malawi. *International Journal of Tuberculosis and Lung Disease*, 2002; 6: 666-671.

15. Zachariah R, Spielmann ML, Chinji C, et al. Voluntary counselling, HIV testing and adjunctive cotrimoxazole reduces mortality in tuberculosis patients in Thyolo, Malawi. *AIDS*, 2003; 17: 1053-1061.

16. Mwangulu FBD et al. Cotrimoxazole prophylaxis reduces mortality in

human immundeficiency virus-positive tuberculosis patients in Karonga District, Malawi. *Bulletin of the World Health Organization*, 2004; 82: 354-363.

17. Chimzizi RB et al. Voluntary counselling, HIV testing and adjunctive cotrimoxazole are associated with improved TB treatment outcomes under routine conditions in Thyolo District, Malawi. *International Journal of Tuberculosis and Lung Disease*, 2004; 8: 579-585.

18. Chimzizi RB et al. Counselling, HIV testing and adjunctive cotrimoxazole for TB patients in Malawi: from research to routine implementation. *International Journal of Tuberculosis and Lung Disease*, 2004; 8: 938-944.

19. Harries AD, Salaniponi FM, Nunn PP, Raviglione M. Performance-related allowances within the Malawi National Tuberculosis Control Programme. *International Journal of Tuberculosis and Lung Disease*, 2005; 9: 138-144.

20. Kritski AL et al. Two decades of research on tuberculosis in Brazil: state of the art of scientific publications. *Revista de Saúde Pública*, 2007; 41 (Suppl): 9-14.

21. Motta MCS et al. Access to tuberculosis diagnosis in Itaboraí Municipality-Rio de Janeiro State-Brazil: the patients' point of view. *International Journal Tuberculosis and Lung Disease*, 2009; 13 (9): 1137-41.

22. Arcêncio RA et al. City tuberculosis control coordinators' perspectives of patient adherence to DOT in São Paulo State, Brazil, 2005. *International Journal Tuberculosis and Lung Disease*, 2008; 12 (5): 527-31.

23. Figueiredo TM et al. Performance of primary health care services in

tuberculosis control. *Revista de Saúde Pública*, 2009; 43 (5): 825-31.

24. Bates I et al. Evaluating health research capacity building: an evidence-based tool. *PLoS Medicine*, 2006; 3 (8): e299.

25. Bates I et al. Indicators of sustainable capacity building for health research: analysis of four African case studies. *Health Research Policy and Systems*, 2011; 28; 9 (1): 14: doi: 10.1186/1478-4505-9-14.